《饮食管理与健康》
编 委 会

主　审　楼建林（湖州师范学院）

副　审　沈旭慧（湖州师范学院）

主　编　王　珍（湖州师范学院）

蔡永江（北京大学深圳医院）

钮富荣（湖州师范学院）

李国栋（湖州市第一人民医院）

副主编　王霄一（湖州市第一人民医院）

张　颖（湖州市第一人民医院）

唐成武（湖州市第一人民医院）

白宏锋（湖州师范学院）

秘　书　刘乐乐（加拿大圭尔夫大学）

U0818696

“生活方式与健康管理”丛书

饮食
管理与健康

王 珍 等◎主编

长江出版传媒
湖北科学技术出版社

图书在版编目（CIP）数据

饮食管理与健康 / 王珍等主编 . -- 武汉 : 湖北科学技术出版社，2025. 9. --（生活方式与健康管理丛书）. -- ISBN 978-7-5706-4164-2

Ⅰ . R155.1

中国国家版本馆 CIP 数据核字第 20257NC437 号

策　　划：冯友仁	责任校对：童桂清
责任编辑：张荔菲	封面设计：胡　博

出版发行：湖北科学技术出版社
地　　址：武汉市雄楚大街 268 号（湖北出版文化城 B 座 13—14 层）

电　　话：027-87679468	邮　　编：430070
印　　刷：武汉鑫兢诚印刷有限公司	邮　　编：430300

710 毫米 ×1000 毫米　　1/16　　11 印张　　200 千字
2025 年 9 月第 1 版　　2025 年 9 月第 1 次印刷
定　　价：35.00 元

前　言

慢性炎症与当今几乎所有的感染和非感染性疾病有关，可以认为我们正处于炎症泛滥的时代。在慢性低度炎症性疾病的管理中，健康生活方式排在首位。

2013 年 8 月，美国南卡罗来纳大学詹姆斯 · 赫伯特教授根据 1943 篇文献归纳出一套用于评估个体炎症状态和饮食炎症指数的指标体系。该指标体系中，用于评价身体炎症状态的标志物主要有 6 种，分别为白介素（interleukin，IL）-1β、IL-4、IL-6、IL-10、肿瘤坏死因子（tumor necrosis factor，TNF）-α 和 C 反应蛋白（C reactive protein，CRP），主要是基于它们在炎症反应机制中的重要性。该指标体系纳入 45 种膳食成分构建膳食致炎指数（dietary inflammatory index，DII）指标体系，每种膳食成分赋予一个炎症评分，数值越大代表所摄取的饮食促炎能力越强，越小则抗炎效果越好。2021 年，《食品科学和营养学评论》上发表了一篇综述，研究团队从 3581 项研究中筛选出 88 种具有抗炎效果的食物，为基于饮食的干预项目提供了科学依据。近年来，国外出版了几本“抗炎饮食”相关的图书，国内也有相应的译制本。这些图书基于症状、炎症指标体系以及食物的抗炎特性，提供了相对系统化的抗炎管理方案。

“促炎饮食”和“抗炎饮食”已成为现代营养科学的热门词汇。尽管“抗炎饮食”的提法非常时尚，但其并不是一种特定的膳食模式，像我们熟知的地中海饮食、DASH 饮食等均属于抗炎饮食的范畴。

本团队成员近 20 年来一直致力于糖尿病、肥胖、心脑血管疾病与慢性低度炎症关系的机制和管理策略研究，集团队成员智慧撰写的《饮食管理与健康》一书既具有充分的理论依据，又是实践经验的总结。

《饮食管理与健康》主要包括四个部分的内容，分别为饮食决定健康、营养素与健康、饮食模式以及饮食管理策略。本书既是紧跟学术前沿、系统介绍炎症 / 氧化应激与饮食相关健康问题的学术论著，又是全面介绍健康生活方式如何

通过调节炎症 / 抗炎、氧化 / 抗氧化平衡，促进健康的操作性较强的工具书。

我们希望本书的出版能为饮食相关健康问题的管理提供富有特色的中国经验！

在撰写本书的过程中，参与素材收集的学生有陆哲宇、陈功、陈晓慧、王诗雯、赵子萌、王雨靖、梁叶、徐寒冰、柳谢雪、陆晟、吴家豪、顾梦简、王潘轶、黄可瀚、冯宇、何毅恒、朱声涛、侯家袁、闻俊毅、王政睿、姚琦崴、肖勇、傅诗焱、邹童妍、朱晗、沈杨婕、傅佳萍、马金、徐若兮、周树立、邹卓序、高芳艳、陈伊黎、沈嘉怡、卢柯羽、程艺源、刘乐乐等，在此一并表示感谢！

本书得到湖州市医药商会、湖州市第一人民医院、湖州市重大慢性疾病精准防控重点实验室的大力支持！

沈旭慧

2025 年 1 月

目录

第一章
饮食决定健康

第一节 饮食与表观遗传

健康的四大决定因素包括遗传因素、生活方式因素、卫生服务的可及性以及环境因素，估计其对健康的影响分别为15%、60%、10%和15%。实际上，粗略地划分，除了遗传因素以外的其余三大因素都可归结为环境因素。孟德尔关于遗传学的理论使我们了解到遗传物质在健康中的决定性作用，但实际上，遗传因素真正要发挥作用，需要环境因素的作用，也可以理解为遗传与环境因素的交互作用共同影响了疾病的发生。饮食作为一种重要的环境因素，对遗传因素的作用是显而易见的。

饮食能够改变基因表达。摄入过多的热量，尤其是摄入过多高脂、高盐和高糖的快餐食物，不仅会让人变胖，还会导致与肥胖相关的代谢性疾病的高发。这类人群的基因并没有改变，但是他们基因的表达发生了改变。饮食会对基因的部分区域进行营养再编码，使身体功能、体表特征甚至智力水平发生改变，而且这种改变可以遗传给下一代，这是生物表观遗传机制在起作用。当然，可以影响基因的不仅仅是饮食，各种生活方式因素、药物、疾病、生长发育周期以及衰老本身通过表观遗传机制的调节作用最终可能会影响到癌症、自身免疫性疾病、精神疾病以及糖尿病等的发生、进展及治疗。

一、遗传学的基本概念

1. 脱氧核糖核酸

脱氧核糖核酸（deoxyribonucleic acid，DNA）是由脱氧核糖核苷酸组成的大分子聚合物。脱氧核糖核苷酸由碱基、脱氧核糖和磷酸构成。DNA分子结构中，两条由脱氧核糖核苷酸聚合而成的多脱氧核糖核苷酸链围绕一个共同的中心轴盘绕，构成双螺旋结构。脱氧核糖－磷酸链在螺旋结构的外面，碱基朝向里面。两条多脱氧核糖核苷酸链反向互补，通过碱基间的氢键形成的碱基配对相连，形成相当稳定的组合。组成脱氧核糖核苷酸的碱基有 4 种：腺嘌呤（A）、鸟嘌呤（G）、胸腺嘧啶（T）和胞嘧啶（C）。这 4 种碱基的排列顺序构成了遗传信息。DNA 分子携带的遗传信息可以通过转录过程形成 RNA，然后其中的 mRNA 通过翻译产生多肽，最终形成蛋白质。

2. 基因

基因，也称为遗传因子，是 DNA 上有遗传效应的片段，是携带有遗传信息的 DNA 序列，是控制性状的基本遗传单位。基因通过指导蛋白质的合成来表达自己所携带的遗传信息，从而控制生物个体的性状表现。一般来说，生物体中的每个细胞都含有相同的基因，但并不是每个细胞中的每个基因所携带的遗传信息都会被表达出来。细胞类型的不同只是由于基因表达不同而已。基因有两个特点，一是能忠实地复制自己，以保持生物的基本特征；二是能够突变，突变绝大多数会导致疾病，另外的一小部分是非致病突变。非致病突变给自然选择带来了原始材料，使生物可以在自然选择中被选择出最适合自然的个体。

3. 染色体

染色体是 DNA 的载体，是细胞在有丝分裂或减数分裂时 DNA 存在的特定形式。当细胞不分裂时，染色体在细胞核中是不可见的。在细胞核内，DNA 紧密卷绕在称为组蛋白的蛋白质周围并被包装成一个线状结构。每条染色体都有一个叫作着丝粒（点）的收缩点，它将染色体分成两个部分，即“臂”。短臂为“p 臂”；长臂为“q 臂”。着丝粒（点）在每条染色体上的位置为染色体提供了特有的形状，可用于帮助描述特定基因的位置。人体细胞的细胞核中含有由 46 个超螺旋核酸分子构成的染色体。每个染色体分子含有 3 亿多个碱基对，这些碱基对的排列组合构成了生物体的遗传信息。

4. 基因型与表型

基因型是指某一生物个体基因组合的总称，反映生物体的遗传构成，即从双亲获得的全部基因的总和。

表型是指特定基因型的个体，在一定环境条件下表现出的性状特征的总和，是一个生物体可以观察到的性状或特征，包括个体形态、功能等各方面的表现，如身高、肤色、血型、酶活力、药物耐受力乃至性格等。表型是特定的基因型与环境相互作用的结果。

5. 经典遗传学

经典遗传学是研究生物遗传和变异的科学，以研究基因序列及其改变如何影响生物学功能为核心。遗传与变异是生物界最普遍、最基本的两个特征。遗传是指生物亲代与子代的相似性。变异是指生物在亲代与子代之间以及子代与子代之间表现出一定差异的现象。

经典遗传学认为，像癌症、糖尿病、关节炎、高血压、抑郁等疾病的发生是基因发生了突变引起的。根据达尔文进化理论，基因突变遵循随机的原则，人类无法控制。

基因的可控性表达实现了细胞的分化与增殖，是经典遗传学的基础。人类基因组全部书写在 23 对染色体上，并且每一个个体体内所有细胞的基因组几乎完全相同。那么一个问题出现了：既然个体每个细胞的基因组相同，机体又是如何造就不同的细胞类型的？这需要从表观遗传学研究中寻找答案。

6. 表观遗传学

表观遗传学，又称“拟遗传学”“表遗传学”“外遗传学”“后遗传学”，研究在没有细胞核 DNA 序列改变的情况下，基因功能的可逆的、可遗传的改变的现象。与经典遗传学不同，表观遗传学主要研究这些表观遗传修饰的建立和维持的机制，大致包括两类：一类为基因选择性转录表达的调控，包含 DNA 甲基化、基因印记、组蛋白共价修饰和染色质重塑；另一类为基因转录后的调控，包含基因组中非编码 RNA、反义 RNA、内含子及核糖开关等。

表观遗传学的研究者认为，大多数人患病并非源于基因发生了随机改变，而是外部有害因素或者人类行为驱使正常基因进行了非正常的开启或关闭，进而导致曾经健康的基因发生了改变。人类行为对基因会产生影响，比如吃的食物、呼吸的空气以及情绪等，都会直接或者间接地对基因产生潜移默化的影响，并通过某种方式影响基因的表现，这种影响会遗传给下一代，并产生级联放大反应。实验研究的证据表明，给老鼠喂食混合维生素能改变下一代成年老鼠的体重和疾病的易感性，并且成年老鼠的体重和疾病易感性的改善又能遗传给第三代。

这样就不难理解上述提出的“个体每个细胞的基因组相同，机体又是如何造就不同的细胞类型？”问题。因为，在分子生物学水平上，基因的表达受到一类称为转录因子的蛋白的调控。每一种类型的转录因子在每一种细胞中都有特异的一群调控对象因子基因。转录因子与基因组 DNA 的结合会激活或者抑制这一群基因的转录表达，而影响这结合与否的一类化学现象就是甲基化或者是乙酰化。甲基化和乙酰化会发生在几个不同的区域，一是转录因子自己身上，二是包裹在染色体或者染色质的组蛋白上，三是基因序列中用于让转录因子结合的区域（启动子）上。这些地点发生了甲基化或者乙酰化修饰，会很大程度地影响每种基因的表达，而正是这些修饰地点的特异性，决定了不同细胞类型存在着相对不同的转录组，进而表现出相对不同的细胞功能。

传统遗传学和表观遗传学的关系可以理解为一座冰山，冰山上是传统遗传学，冰山的底部是表观遗传学。

二、常见的表观遗传修饰

表观遗传是指由外部环境因素（如饮食或环境暴露）影响基因表达改变，但不涉及 DNA 序列的变化。表观遗传化导致的结果要么是释放那些原本沉默、不起作用的 DNA，要么阻止本该活跃的 DNA。表观遗传化的表现形式有多种，主要包括基因沉默、DNA 甲基化、组蛋白修饰、非编码 RNA、核仁显性、休眠转座子激活和基因组印记等，这些改变能够在代与代之间传递。下面简要介绍几种常见的表观遗传修饰。

1.DNA 甲基化

DNA 甲基化是研究最早和最彻底的表观遗传修饰之一。广义的 DNA 甲基化是指 DNA 序列上特定的碱基在 DNA 甲基化酶的催化作用下，以 S- 腺苷甲硫氨酸作为甲基供体，通过共价键结合的方式获得一个甲基基团的化学修饰过程。大量研究表明，DNA 甲基化能引起染色质结构、DNA 构象、DNA 稳定性及 DNA 与蛋白质相互作用方式的改变，使基因沉默，从而控制基因表达。DNA 甲基化作为一种相对稳定的修饰状态，可随 DNA 的复制过程遗传给新生的子代 DNA，是一种重要的表观遗传机制。

2. 组蛋白修饰

组蛋白修饰是指组蛋白在相关酶作用下发生甲基化、乙酰化、磷酸化、腺苷酸化、泛素化、ADP 核糖基化等修饰的过程。酶对组蛋白末端的修饰通过改变染色质结构，导致基因的激活或沉默，影响基因的转录活性，在生命和组织的发育中发挥重要作用。组蛋白修饰也可以解开或重组 DNA，改变其可用性。组蛋白修饰对健康的作用取决于受影响的基因本身。

组蛋白修饰，特别是甲基化和乙酰化，在基因表达的表观遗传调控中起着关键作用。组蛋白甲基化是由组蛋白甲基化酶完成的。甲基化可发生在组蛋白的赖氨酸和精氨酸残基上，而且赖氨酸残基能够发生单、双、三甲基化，而精氨酸残基能够发生单、双甲基化，这些不同程度的甲基化极大地增加了组蛋白修饰和调节基因表达的复杂性。组蛋白乙酰化主要发生在H3、H4的N端比较保守的赖氨酸位置上，由组蛋白乙酰转移酶和组蛋白脱乙酰酶协同进行。

3. 非编码RNA表达

非编码RNA是指不编码蛋白质的RNA，包括核糖体RNA、转运RNA、核小RNA、核仁小RNA和微RNA等多种已知功能的RNA，还包括未知功能的RNA。这些RNA的共同特点是都能从基因组上转录而来，但是不翻译成蛋白，在RNA水平上就能行使各自的生物学功能。

三、食物与遗传学

1. 食物中的遗传密码

人类通过摄入食物与自然界发生紧密的关系。从某种意义上来讲，食物绝非只是提供养分那么简单，它更像一种携带外界信息的语言。食物本身或者产生食物的介质（土壤或水域）携带很多遗传信息或者化学信息，这些信息会让人类的基因发生重组，重组的结果可能会让基因变得更好，也可能变得更差。有些人有能力获取携带优良化学信息的食物，因而拥有了良性发展的健康基因，并能够遗传给他们的后代。

2. 食物影响遗传物质的合成

细胞核是人体细胞中的一个特殊的“房间”，它为DNA提供场所和保护作用。人体细胞中的46条染色体压缩在一起只占几微米的空间，每条染色体都紧紧缠绕在称为组蛋白的结构上。如果缠绕的线状基因发生松动，就增加了DNA与酶结合的机会，从而开启或激活了基因的表达。食物中的一些营养物质（如维生素和矿物质）以及人体自己制造的激素与蛋白质，在调节染色体的缠绕或松动过程中扮演各种重要的不同的角色。

细胞核中的DNA类似于人类大脑发挥调控作用。人体中的46条染色体，每一条都是很长的DNA分子，包含3亿多个碱基对。构成DNA的碱基只有4种，人体的所有基因都以4种碱基的不同组合模式进行加密，只要其中一个碱基发生了改变，就会改变加密模式，意义也会随之改变，进而可能导致机体结构和功能的改变。经典遗传学主要研究的就是碱基改变所导致的机体生理和病理改变以及应对策略。

3. 食物影响表观遗传标记

表观遗传学认为不同个体的不同生理或病理特征并非仅仅是因碱基改变所导致，很多情况下可能是基因被临时标记，即表观遗传标记。标记物依附在DNA的双螺旋结构或其他核质上，能改变基因的表达方式。有些标记可能在人一出生就有了，随着年龄的增长，标记可能脱落也可能累积。人与人之间的标记物不同，人的一生中的标记物也可能不同，说明不同的人生经历可能产生不同的基因运行模式，即人类的基因可能随着环境的改变具有适应环境改变的学习能力。

大量的研究已经证实表观遗传标记是身体对环境化学物质的反应。环境化学物质可能是通过嘴巴摄入的食物、通过鼻子呼吸的空气、大脑对压力的反应等。因此，我们的“基因大脑”总是在倾听和监听我们身体对环境物质的各种响应，并随时准备做出反应和改变。表观遗传学认为，控制基因运行状态的外部环境因素随时都在发生变化，而且每个个体细胞的反应也不尽相同，这样就更增加了细胞反应体系的复杂程度。正是因为这种复杂性的存在，使得我们难以预测某种有害的外部因素，比如“垃圾食品”是否会让某个个体患上结肠癌。

4. 食物的表观遗传修饰效应

基于以上分析，可以得出：从某种意义上讲，生活方式通过表观遗传修饰影响着基因的行为表现。每个人身体里的表观遗传修饰决定了其在这个世界的真实表现，比如生理功能与心理素质、体表特征与内分泌状况以及体力与智力水平等。通过选择健康的膳食和生活习惯，我们可以“训练”自己的基因，让基因不断学习并不断优化，使之表现得更加良好，即我们可以对自己的基因进行管理。基因管理的理念可表述为：如果没有外部因素的干扰，基因运作就不会有问题。外部因素干扰基因运作的方式有两种，即毒素和营养失衡。毒素是指我们可能食用、饮用或者吸入人体内的有害化合物。压力也会让体内产生毒素。营养失衡通常源于维生素、矿物质、脂肪酸或者其他细胞存活所需要的原材料的缺失。

表观遗传对健康造成的影响可能是有益的，也可能是有害的，取决于影响的具体基因。大量的研究表明，某些食物除了通过保护或修复DNA让基因更健康外，还可以通过表观遗传修饰来影响DNA的功能，扭转遗传缺陷造成的有害影响，促进健康。因此，通过对表观遗传修饰影响的了解，可以选择具有关闭有害基因或激活有益基因能力的食物，从而产生更多有益的蛋白质。一旦有益的DNA被激活，有害的DNA被抑制，就是在做对促进健康有益的事情。

大量研究结果表明很多天然食物来源的活性成分都可以通过表观遗传修饰过程使转录因子激活或失活，预防或减少多种慢性疾病的发生风险，比如豆类中的异黄酮、绿茶中的茶多酚、水果中的白芦藜醇、姜黄和咖喱中的姜黄素、蔬菜中的异硫氰酸盐和萝卜硫素、葱蒜中的烯丙基硫醇和有机硫化合物、肉类和坚果中的硒以及豆制品和各种食物中的叶酸等。植物来源的天然活性成分具有抗氧化、抗炎和抗血管生成作用，在心脑血管疾病、关节性疾病、退行性疾病等以慢性炎症为主要病理机制的慢性疾病的管理中发挥重要作用；也通过减少细胞增殖、侵袭和转移，增加细胞凋亡，降低影响癌症病因的癌基因和增加抑癌基因等机制发挥抗癌和抑癌作用。

以大豆为例，大豆具有抗肿瘤血管生成的作用，从表观遗传学角度，可以激活抑癌基因，从而表现出抑癌的功能。一项前瞻性、随机、双盲的临床试验，通过给34名健康女性服用大豆异黄酮评价其激活乳腺癌抑制基因的效果。根据大豆的摄入量将研究对象分为低剂量组和高剂量组，12天的试验结束后，测得高剂量组血液中一种名为“染料木黄酮”的水平较高。同时，研究者还测得一种名为视黄酸受体 β_2 的肿瘤抑制基因的活性无论是在低剂量组还是在高剂量组均增强，后者更甚，该基因在乳腺癌患者中经常处于失活或沉默状态。该研究还发现，食用大豆异黄酮的受试者体内的另一种抑癌基因——细胞周期蛋白D2的水平也有所提高。该试验提示吃大豆对癌症的生长有抑制作用。以往的研究发现，携带视黄酸受体 β_2 基因的人患乳腺癌、卵巢癌和胰腺癌的风险也增加，如果该基因发生突变或者一直处于沉默状态，则意味着机体对癌症少了一类保护措施。该试验在一定程度上解释了大豆可能是通过消除乳腺癌基因突变的风险以及激发视黄酸受体 β_2 基因的表观遗传修饰，从而起到预防乳腺癌的作用。

其他一些食物，比如十字花科蔬菜（如羽衣甘蓝和卷心菜等）也有大豆异黄酮类似的表观遗传修饰效应，发挥生物活性的主要物质是萝卜硫素。英国的科学家发现，当结肠癌细胞暴露于萝卜硫素时，该细胞内的基因活性发生了巨大的变化。其他研究表明，十字花科蔬菜中的萝卜硫素会使抑癌基因的活性出现一种表观遗传上的增强，这一点与大豆很相似。

与大豆相似，咖啡多酚、绿原酸和咖啡酸在表观遗传学上也能激活抑癌基因视黄酸受体 β_2 的活性。科学家将人类乳腺癌细胞暴露在咖啡中，发现咖啡的两种多酚类生物活性物质绿原酸和咖啡酸都对癌细胞的生长起到一定的抑制作用，使其 DNA 中的抑癌因子被释放，从而阻碍了癌细胞的生长。

与咖啡类似，绿茶中的主要生物活性物质表没食子儿茶素没食子酸酯也会引起表观遗传修饰，放大抑癌基因的影响，从而表现出抑制癌症形成的能力。另外，绿茶还会使细胞发生表观遗传修饰，增加天然抗氧化酶谷胱甘肽硫转移酶的表达，该酶可通过中和自由基对 DNA 起到进一步的保护作用。

（王珍　何毅恒）

第二节 饮食与肠道菌群

肥胖、高血压、血脂异常、2 型糖尿病、非酒精性脂肪肝、阿尔茨海默病、关节炎和癌症等慢性疾病的流行，以及所导致的高发病率和死亡率，已经成为世界范围内的重大公共卫生问题并给人类社会造成严重的负担。环境因素（如不健康饮食和肠道菌群失调）和遗传因素（如表观遗传修饰）有助于疾病的发生和进展。

人体肠道菌群含有 500 ～ 1000 种细菌，估计有 200 万个基因，比人类不同编码基因的数量多出 100 倍，被认为是人类的“第二个基因组”。饮食成分和饮食习惯调节肠道菌群的改变，产生的微生物代谢物可引起表观遗传修饰，通过改变肠道通透性、免疫反应、炎症反应和胰岛素抵抗参与代谢紊乱。

一、肠道菌群的分布与作用

1. 肠道菌群的分布

人类的肠道是一个生物反应器，也是一个复杂的微生物生态系统，由细菌、古细菌和真核生物组成，统称为肠道菌群。肠道菌群的主要分布如下：①口腔进入胃的细菌绝大多数被胃酸杀灭，剩下的主要是革兰氏阳性需氧菌；②小肠菌群的构成介于胃和结肠之间，近端小肠的菌丛与胃内相近，但常能分离出大肠杆菌和厌氧菌；③远端回肠中厌氧菌的数量超过需氧菌，如类杆菌属、双歧杆菌属、梭状芽孢杆菌属等厌氧菌数量较多；④回盲瓣的远侧的细菌浓度急剧上升，细菌总量几乎占粪便干重的 1/3，其中厌氧菌是需氧菌的 10.3 ～ 10.4 倍，主要菌种为粪杆菌属、双歧杆菌属和真杆菌属。肠道菌群按一定的比例组合，各菌间互相制约，互相依存，在质和量上保持生态平衡。

2. 肠道菌群的作用

肠道菌群通过多种途径影响宿主的生理和病理过程。肠道细菌也被视为一个微生物器官，能够合成神经内分泌激素或各种信号分子，包括神经递质（如 γ-氨基丁酸）、氨基酸（如酪氨酸和色氨酸）以及其他多种物质，与宿主体内支配胃肠道的中枢神经系统发生相互作用。支配胃肠道的神经系统被称为“肠道神经系统”，包含大约5亿个神经元。肠道菌群发挥的主要生理作用包括：①菌群之间发挥拮抗作用，正常菌群通过在人体某特定部位黏附、定植和繁殖的方式形成一层菌膜屏障，通过拮抗作用，抑制并排斥致病（条件致病）菌群的入侵和聚集；②免疫作用，正常菌群能刺激宿主产生免疫反应并发挥清除功能；③排毒作用，双歧杆菌能使肠道过多的革兰氏阴性菌下降到正常水平，减少内毒素的吸收；④抗肿瘤作用，能降解、清除体内的致癌因子，激活体内的抗癌细胞因子等；⑤营养和抗衰老作用，双歧杆菌和乳酸杆菌等能合成多种人体生长发育必需的维生素，如B族维生素（如维生素 B_1、维生素 B_2、维生素 B_6、维生素 B_{12}），维生素K等，还能利用蛋白质残渣合成必需氨基酸，如天冬氨酸、苯丙氨酸、缬氨酸和苏氨酸等，并参与糖类和蛋白质的代谢，同时还能促进铁、镁、锌等矿物元素的吸收。

二、饮食决定肠道菌群

饮食决定了肠道菌群的变化。肠道菌群的组成和功能从婴儿期开始形成，并受到不同的饮食模式的影响。饮食介导的菌群会影响宿主的生理和病理变化，并最终导致疾病进展。人类母乳被认为是新生儿的最佳食物，因为除了为成长中的婴儿提供基本营养外，还能够提供许多具有生物活性的健康因子。现普遍认为母乳有自己独特的菌群，由许多共生菌组成，在婴儿出生后为婴儿肠道菌群的组成和功能完善方面发挥至关重要的作用。母乳喂养为婴儿提供动态的肠道菌群，通过防止病原体黏附和促进有益微生物的肠道定植，进一步增强婴儿健康。

膳食纤维，主要是植物性食物来源中的碳水化合物，不被小肠水解和吸收，但也是健康饮食不可分割的一部分。大量的研究表明，肠道菌群组成的变化与糖尿病的发生之间存在着显著的关联。尤其值得注意的是，拟杆菌门与厚壁菌门的比例失调与肠道渗透性增加有关，细菌副产物通过受损的肠道屏障渗透，引发糖尿病相关的炎症反应。另外，一些细菌已被证明可通过减少促炎标志物和维持肠道屏障的完整性以降低糖尿病发展的风险。例如，发酵乳杆菌、植物菌和干酪菌、玫瑰菌、黏液嗜阿克曼菌和脆弱拟杆菌都被证明可以改善葡萄糖代谢和胰岛素敏感性，并抑制促炎细胞因子。

三、肠道菌群与表观遗传修饰

鉴于饮食对肠道菌群的决定作用，以及饮食具有表观遗传修饰效应，完全有理由认为饮食可能通过改变肠道菌群和表观遗传修饰进而控制宿主的代谢。相关的证据如下。

1. 肠道菌群与 DNA 甲基化

大量的研究发现，肥胖和肥胖相关的代谢性疾病以肠道菌群和表观遗传修饰为特征。一项以喂食西式高脂饮食致肥胖的小鼠为实验对象的研究发现，肠道菌群发生变化，厚壁菌门和放线菌门丰度减少，变形菌门、拟杆菌、肠杆菌和克雷伯菌丰度增加。该研究也发现了脂联素、抵抗素和脂质氧化相关基因（PPAR-α、Pgc-1α 和 Atgl）的 mRNA 表达增加。脂联素和抵抗素是典型的脂肪组织分泌分子，在肥胖时异常表达。众所周知，基因的表达受到表观遗传修饰的调控，而肠道菌群通过其代谢产物参与表观遗传修饰过程。据此推测，肥胖患者肠道菌群的改变可能通过 DNA 甲基化这一表观遗传修饰影响脂联素、抵抗素和脂质氧化相关基因的转录表达。

另一项对 45 例病态肥胖受试者 [身体质量指数（body mass index，BMI）$>$ 40] 进行的横断面研究，分析了粪便 DNA 中的肠道菌群组成。该研究根据拟杆菌门与厚壁菌门的比例（Bacteroidetes-to-Firmicutes ratio，BFR）选择了 20 名患者，根据 BFR 的值分为高 BFR 组（BFR > 2.5，$n = 10$）和低 BFR 组（BFR < 1.2，$n = 10$），并对入选患者全血和内脏脂肪组织的 DNA 甲基化模式进行全基因组分析。DNA 甲基化的全基因组分析显示，低 BFR 组和高 BFR 组的血液和脂肪组织中的 DNA 甲基化模式完全不同。在血液和脂肪组织中有 258 个基因甲基化存在差异。从中筛选出几个潜在的候选基因进行基因表达分析，发现在脂肪组织中，与高 BFR 组相比，低 BFR 组 *HDAC7* 和 *IGF2BP2* 均去（低）甲基化和过表达。两个基因的 β 值与拟杆菌门和厚壁菌门的相对丰度以及 BFR 比值均显著相关。

该研究得出，在肥胖受试者中，DNA 甲基化状态与肠道菌群组成相关，与葡萄糖和能量稳态相关的候选基因（如 *HDAC7* 和 *IGF2BP2*）的表达水平可能受到肠道菌群的表观遗传调控。

2. 肠道菌群与组蛋白修饰

研究成果表明，短链脂肪酸在调节表观遗传修饰，特别是组蛋白乙酰化方面起着至关重要的作用。肠道微生物源性代谢物短链脂肪酸是肠道微生物源性代谢物的主要产物，短链脂肪酸是含有 1 ～ 6 个碳原子的脂肪酸，包括乙酸、丙酸、丁酸和戊酸，提供人体每日总能量的 6% ～ 10%，结肠上皮所需能量的 60% ～ 70%。现有的研究表明短链脂肪酸至少通过 3 种不同的模式作用于肠道上皮和全身系统：①短链脂肪酸衍生物作为上皮细胞的碳源，从而直接促进宿主代谢并影响脂质、葡萄糖和胆固醇代谢；②短链脂肪酸作为可扩散信号分子，可差异激活 G 蛋白偶联受体（G protein-coupled receptor，GPR），如 GPR41、GPR43 和 GPR109a；③短链脂肪酸，尤其是丁酸盐和丙酸盐，可能是有效的组蛋白脱乙酰酶和赖氨酸去乙酰化酶抑制剂，从而调节参与生物过程的各种基因的表达。

一项研究证实了肠道菌群衍生的短链脂肪酸通过与组蛋白修饰之间的串扰，在肾脏疾病中发挥作用的潜在机制主要来自两个方面，即作为组蛋白脱乙酰酶抑制剂和酰基辅酶 A 前体。短链脂肪酸作为组蛋白脱乙酰酶抑制剂，可以抑制组蛋白脱乙酰酶的表达和活性，进而增加组蛋白乙酰化，降低组蛋白致密性，从而影响基因表达和生物过程，如导致肌源性抗原分化、结肠腺 P53 表达和活化 T 细胞产生的核因子。这种现象在各种细胞中都有报道，包括免疫细胞（外周血单核细胞、巨噬细胞、树突状细胞和调节性 T 细胞）、红细胞、上皮细胞和胶质 C6 细胞。然而，短链脂肪酸是如何促进乙酰化以及如何详细调控组蛋白脱乙酰酶的，目前还不清楚。短链脂肪酸作为酰基辅酶 A 的前体也有大量证据支持，即短链脂肪酸不仅可以抑制组蛋白脱乙酰酶促进组蛋白乙酰化，还可以为乙酰辅酶 A 的生成提供酰基池。短链脂肪酸可以提高糖酵解速率，增加乙酰辅酶 A 浓度，从而促进细胞代谢和染色质修饰。醋酸盐是结肠中主要的短链脂肪酸，易于吸收和运输。哺乳动物表达 3 种短链酰基辅酶 A 合成酶，它们通过消耗 ATP 将乙酸酯转化为乙酰辅酶 A。以前的研究发现醋酸可以通过增加启动子区 H3K27 乙酰化、激活癌基因表达，从而促进溶酶体生成、自噬、细胞存活和肿瘤发生。

在急性肾损伤中，短链脂肪酸抑制组蛋白脱乙酰酶活性，并调节染色质修饰相关酶的水平，以减轻缺血－再灌注时的肾损伤。在慢性肾脏病中，预防性补充丁酸和作为肾损伤的治疗均可显著降低庆大霉素肾毒性、糖尿病肾病和蛋白尿肾病中的组蛋白脱乙酰酶活性，从而抑制血糖、肌酐、尿素和组织学改变。这些结果表明，短链脂肪酸抑制组蛋白脱乙酰酶可改善急性肾损伤和慢性肾脏病患者的肾功能并改善肾脏损害。

3. 肠道菌群与非编码 RNA 表达

炎症性肠病（inflammatory bowel disease，IBD）是一种免疫介导主要影响胃肠道的慢性疾病。虽然该病的病因尚不清楚，但专家学者们普遍认为它是由遗传因素、环境因素和肠道菌群之间复杂的相互作用的结果。IBD 的两种主要临床亚型包括克罗恩病和溃疡性结肠炎。与其他复杂疾病一样，与 IBD 相关的大多数遗传风险变异发生在基因组的非编码区域，非编码单核苷酸多态性通过影响基因表达的调节来促进发病（如影响剪接，改变长链非编码 RNA 的功能）。改变启动子区域和内含子中的转录因子结合位点也会影响 miRNA 靶位点。近年来，越来越多的证据表明，miRNA 具有重要的基因调控作用，有助于 IBD 等复杂疾病的发生。研究发现，与健康个体相比，IBD 患者中某些 miRNA 的水平发生了改变。研究也发现，在相同的疾病表型中，疾病分期也可能影响 miRNA 水平，比如不同疾病阶段的克罗恩病患者（即新诊断克罗恩病、晚期克罗恩病和术后复发克罗恩病）在基因和 miRNA 表达谱上存在差异。还有研究发现，与晚期克罗恩病相比，在新诊断的克罗恩病和术后克罗恩病的回肠活检中，miRNA 和基因表达网络失调增强，这表明 miRNA 失调可能在早期克罗恩病的黏膜水平发挥关键作用，并且在通过手术改善疾病后也是如此。这些研究结果表明，miRNA 可能在 IBD 发病机制中发挥重要作用。

四、饮食对肠道健康的决定性作用

肠道是人体极为重要的器官，人体所需要的营养物质 99% 是通过肠道吸收的。不仅如此，肠道也是阻挡细菌侵入人体的第一道防线。肠道拥有丰富的神经，能够自主判断，向身体发号施令。但是，肠道也是极为脆弱的器官，因为与外界环境连通，气候变化以及自身的不良行为因素（如暴饮暴食、精神紧张等）都会影响肠道的“情绪”，进而影响肠道、大脑和免疫系统。

在诸多影响肠道健康的因素中，饮食对肠道的健康起着决定性作用。以精制碳水化合物为例，其对健康的影响主要表现为：①精制碳水化合物会加剧小肠菌群失调，导致肠瘘、炎症和慢性炎症性疾病的发生；②精制碳水化合物可以通过中枢神经的多巴胺成瘾机制，导致食欲大增，欲罢不能，食用更多的碳水化合物，同时，精制碳水化合物的饱腹感很快消失，极其容易导致继续食用更多的碳水化合物；③精制碳水化合物的升糖指数较高，在肠道中可快速消化吸收入血，导致血糖升高；④精制碳水化合物增加了肥胖、脂肪肝、糖尿病和心脑血管性疾病的概率等。

相反，同样是碳水化合物，在不改变饮食中碳水化合物的热量占比情况下，通过改变碳水化合物的质量，如用全谷物取代精制碳水化合物，则可对健康产生有益的影响。这里说的全谷物是指没有经过精磨、带外皮的谷物，主要包括燕麦、全荞麦、全麦、全黑麦、藜麦和小米等。全谷物的微量营养素密度是精制碳水化合物的数倍，摄入同样能量的全谷物可以获得更多的营养。全谷物可以改善代谢性疾病和心脑血管等慢性疾病以及便秘的症状。全谷物的膳食纤维可以改善肠道菌群。

（侯家袁）

第三节　饮食与大脑健康

饮食与肠道菌群关系密切。现代研究表明，肠道和大脑可通过“脑－肠轴”进行双向信息交流。大量的研究表明，“脑－肠轴”功能失调不仅导致胃肠道疾病的发生，而且与人类的多种疾病有关，比如认知性疾病、情绪障碍性疾病、代谢性疾病、自身免疫性疾病、癌症等。肠道具有三大功能，包括消化吸收、免疫防卫和神经调节功能。据此可认为饮食通过影响肠道健康有助于大脑健康，反过来，饮食也可以通过影响大脑健康有助于肠道健康。

一、肠道与消化系统

肠道是人体重要的消化器官。肠指的是从胃幽门至肛门的消化管，是消化管中最长的一段，也是功能最重要的一段。哺乳动物的肠道包括小肠、大肠和直肠。大量的消化作用和几乎全部消化产物的吸收都是在小肠内进行的。大肠主要浓缩食物残渣，形成粪便，再通过直肠经肛门排出体外。

肠道表面覆盖着由单层上皮细胞组成的黏膜，黏膜下是微血管和乳糜管的密集系统，这是肠道为了有效消化吸收的设计，面积大得惊人，黏膜吸收高效，物质运输高效。食物从口腔、胃到小肠，在精密的控制下被消化分解成氨基酸、葡萄糖、脂肪酸等小分子，通过黏膜吸收，然后通过毛细血管和乳糜管迅速进入循环系统。

人体消化功能主要靠肠胃蠕动及消化酶作用完成。消化酶是人体消化器官分泌的酶原或有活性的酶，一般包括脂肪酶、纤维素酶、蛋白酶和淀粉酶，具有协助消化蛋白质、脂肪、淀粉等营养物质的作用，一般存在于唾液、胃液、胆汁、胰液中。部分消化酶以酶原形式分泌，如胃蛋白酶原、胰蛋白酶原等。当食物进入消化道后，可以刺激胃蛋白酶原和胰蛋白酶原等激活，从而可协助消化食物。

二、肠道与免疫系统

肠道是消化吸收食物最高效的地方，也是最危险的地方。有益的营养物质可以被高效地吸收并输送到全身，肠道中存在的无数细菌、毒物和成群的坏细菌也可能被高效地吸收和运输，试图侵入人体。因此，当我们的身体设计防御系统时，不得不将大部分免疫防御力量部署在肠道中，以保护肠黏膜的安全。

肠道是身体最大的免疫器官，也是人体对抗外界细菌病毒的第一线主战场。70% 以上的免疫细胞，如巨噬细胞、T 细胞、NK 细胞、B 细胞等都集中在肠道里，并且超过 70% 的免疫球蛋白由肠道产生并用于保护肠道，全身 70% 以上的免疫功能都由肠道负责。

三、肠道与神经系统

1. 肠神经系统的组成

肠神经系统由大量埋在胃肠壁内的神经元组成，包含胃肠道的黏膜下神经丛和肌间神经丛的神经节细胞、中间连结纤维以及从神经丛发出供应胃肠道平滑肌、腺体和血管的神经纤维。人肠壁内的神经节细胞大小不一，形态多样，超过 1 亿个，与脊髓内所含神经元的总数相近。进入肠壁的交感神经节后纤维和副交感神经节前纤维，只能与部分肠神经节细胞形成突触联系，传递中枢神经系统的信息，影响兴奋性或抑制性神经递质的释放，从而调节胃肠道功能。还有大量肠神经节细胞并不直接接受来自中枢神经系统的冲动。

胃肠道运动功能（如小肠的分节运动以及蠕动）主要受局部的肠神经系统调节，而对中枢神经系统具有相对独立性。肠道的蠕动反射可以在离体条件下进行。切断迷走神经或交感神经对胃肠道运动的影响很小。肠神经系统的缺乏或功能异常，则导致胃肠道功能紊乱。肠梗死是由于支配环肌的内源性抑制神经持续处于兴奋状态，而肠痉挛和食管失弛缓症则由内源性抑制神经的功能低下所致。新生儿巨结肠是由于远端结肠、直肠或肛管处肠段的壁内神经节细胞先天性缺失，这一肠段不能产生正常肠蠕动，使其以上部位的肠腔扩张，严重病例涉及整个结肠。

2. 肠神经递质

根据各种神经所释放的递质及其功能的不同，可将肠神经分为以下几类：①胆碱能兴奋神经，胆碱能兴奋神经的细胞体，散布在黏膜下和肌间神经丛中，神经末梢供应支配胃肠纵肌和环肌，或与神经丛内其他神经元形成突触联系，所释放的神经递质乙酰胆碱激动平滑肌上的M胆碱受体或节细胞上的N胆碱受体，引起胃肠肌兴奋效应，参与肠蠕动反射；②非肾上腺素能抑制神经，直接进入胃肠环肌或纵肌层支配平滑肌的交感神经节后纤维很少，胃肠平滑肌的松弛主要受肠壁内存在的一类非肾上腺素抑制神经调控，这类神经的作用不受α或β肾上腺素受体阻断剂、化学切除交感神经、耗竭组织中儿茶酚胺或抑制去甲肾上腺素释放等因素影响，非肾上腺素能抑制神经的递质尚未确定，非肾上腺素能抑制神经的功能与肠下行抑制反射有关，有利于食糜通过消化道；③中间神经元，肠神经系统中大量神经元属于中间神经元，对其性质和功能所知甚少，研究较多的是5–羟色胺能神经和肽能神经。

5–羟色胺能神经释放的递质5–羟色胺主要作用于肠壁内其他神经元，既能兴奋胆碱能神经，促进乙酰胆碱释放，导致胃肠平滑肌收缩，又能兴奋非肾上腺素能抑制神经，当兴奋性神经肌肉传递被阻断后，可引起肠肌松弛。肽能神经，免疫细胞化学方法显示肠神经系统中存在多种肽能神经，大部分黏膜下神经丛的神经元以及一半以上肌间神经丛的神经元均含有神经肽，肽能神经的功能尚不很清楚。研究比较多的神经肽有生长抑素、脑啡肽、P物质和血管活性肠肽。生长抑素既可抑制胆碱能兴奋神经，减少乙酰胆碱释放，又能激活非肾上腺素能抑制神经，可能参与胃肠蠕动的下行抑制反射。脑啡肽作用于胆碱能神经胞突上的阿片受体，阻遏乙酰胆碱释放。P物质除对肠肌有直接兴奋作用外，还能刺激胆碱能神经释放乙酰胆碱，引起肠肌收缩。血管活性肠肽不仅可直接作用于肠肌的抑制性递质，也可能是一种中间神经元，可与肌间神经丛的其他神经元形成突触联系。

3. 肠神经系统与中枢神经系统

肠神经系统结构与中枢神经系统有许多相似之处：①肌间神经丛的神经纤维外无神经束膜和神经内膜等结缔组织包裹，而有神经胶质细胞支持；②分布于肌间神经丛内的神经元及其胞突相互间构成的神经网络，与神经胶质细胞交织一起，留下的细胞外间隙很小；③肌间神经丛内部几乎没有血管，供应神经成分的毛细血管分布在神经胶质鞘之外；④由于毛细血管壁较厚，血管内皮细胞间的连接又较密，因此蛋白质和其他大分子不能通过，从而构成血－肠肌间神经丛屏障，其结构与中枢神经系统的血－脑屏障类似；⑤肠神经系统内的神经元也有多种类型，它们之间不仅形态结构有显著差别，而且神经递质也多种多样。

四、大脑与肠道

1. 肠道微生物与脑－肠轴

大脑和肠道之间存在双向的信息交流，这种双向交流主要通过涉及自主神经系统和肠道神经系统的神经内分泌和神经免疫机制。在由大脑和肠道整合的双向信息交流系统中，肠道微生物参与脑－肠轴的功能反应，在肠道与大脑的信息交流中发挥着非常重要的作用。

肠道、大脑、微生物之间的相互作用已经在几种消化、精神和神经疾病的啮齿动物模型中被确定。脑－肠轴功能改变参与多种胃肠道疾病和脑部疾病的发生，肠道微生物及其代谢产物能够通过影响肠道通透性、黏膜免疫功能、胃肠道运动以及肠道神经系统活性参与调节胃肠道功能。肠道微生物及其代谢产物也参与调节行为和大脑过程，包括应激反应、情绪行为、疼痛调节、摄食行为和大脑生物化学等。肠易激综合征以及相关的功能性胃肠道疾病、孤独症、帕金森病、情绪和情感障碍以及慢性疼痛等可能都与脑－肠轴功能有关。

2. 肠道菌群对大脑的作用

肠道菌群的影响远远超出了调节肠道本身。来自微生物的信号可以直接通过体循环传递到中枢神经系统，也可以通过与基于肠道的肠内分泌细胞、肠嗜铬细胞、黏膜免疫系统以及可能还有簇状细胞上的受体相互作用间接传递到中枢神经系统。当受到刺激时，这些细胞可以释放分子，作用于突触连接的迷走神经和脊髓传入神经上的受体。中枢神经系统通过自主神经系统的交感神经和副交感神经分支以及下丘脑－垂体－肾上腺轴调节活动来响应这种输入。

短链脂肪酸是由肠道微生物通过膳食纤维发酵产生的信号分子，因为人体缺乏消化纤维所需的酶。短链脂肪酸通过激活游离脂肪酸2（free fatty acid 2，FFA2）、FFA3、GPR109a和Olfr78受体，参与从神经可塑性到基因表达、食物摄入和免疫系统调节等生理过程。无菌动物模型是研究肠道菌群影响宿主生理功能的重要工具，无菌动物表现出大脑和肠道生物化学、下丘脑－垂体－肾上腺轴反应和社交行为的缺陷。通过比较无菌小鼠和重新定植肠道细菌的无菌小鼠发现，大脑中 38 种代谢物的浓度存在明显差异，其中许多代谢物参与调节大脑活动。这些来自肠道的代谢物可以通过血脑屏障进入脑脊液。参与短链脂肪酸转运的单羧酸转运蛋白在大脑血脑屏障中大量表达，从而使短链脂肪酸能够穿过血脑屏障进入大脑。此外，无菌小鼠的血脑屏障通透性增加，紧密连接蛋白的表达改变，从而改变到达大脑的神经免疫信号分子和微生物代谢物的水平。

3. 大脑对肠道的作用

大脑通过自主神经系统中的交感神经和副交感神经分支向肠道菌群发送信号。交感神经系统对肠道具有抑制作用，如抑制肠道的运动和减少肠道分泌。在应激条件下，交感神经系统过度活跃，可导致肠道上皮完整性受损，肠道运动和肠道分泌发生改变。应激引起的肠道变化改变了肠道常驻菌的栖息环境，促进了肠道菌群组成或活性的改变。下丘脑－垂体－肾上腺轴是大脑影响肠道菌群组成的另一重要机制。当下丘脑－垂体－肾上腺轴过度激活时，应激激素皮质醇和促炎细胞因子水平显著升高。

一些动物实验的研究表明，心理应激可以改变肠道菌群。比如，实验鼠在剥夺食物和水以及改变饲养环境的情况下，小鼠产生应激反应，其肠道菌群会发生变化。又比如，生命早期母子分离导致的应激可改变后代的肠道菌群组成，这与应激激素皮质酮和炎症性细胞因子的增加有关。母子分离大鼠也表现出肠道通透性增加和胃肠道系统的防御能力降低。这些变化可能增加胃肠道对各种化学和感染性炎症刺激的敏感性。

五、饮食与大脑

大脑作为人体最重要的器官之一，负责我们的记忆、情感、语言、学习、运动等生理和心理功能。多种营养成分在中枢神经系统结构和功能中发挥着重要作用，如参与神经细胞或髓鞘的构成、神经递质的合成、与认知过程密切相关的新突触的产生或新蛋白的合成等。日常生活中可通过科学饮食来保护大脑。

大脑对碳水化合物的需求旺盛。大脑占人体质量的 3% ～ 4%，但消耗的能量占全身能量消耗的 20% ～ 30%。含碳水化合物的食物可以提供充足的葡萄糖，维持正常血糖水平，从而可为大脑提供充足的能量，来保持大脑正常运行。

脂肪占大脑质量的60%，是形成神经细胞膜和髓鞘的物质基础。其中不饱和脂肪酸，尤其是 ω-3 脂肪酸，例如二十二碳六烯酸（docosahexoenoic acid，DHA）、α-亚麻酸和二十碳五烯酸（eicosapentaenoic acid，EPA），对大脑的发育和功能有着重要作用。此外，脑磷脂群（包含脑磷脂、磷脂酰肌醇、磷脂酰丝氨酸、神经鞘磷脂、卵磷脂），作为大脑结构的基本组成成分和神经元生长的必需物质，对促进大脑发育、增进智力发挥着重要作用。

神经元细胞中多不饱和脂肪酸含量高，容易受到氧化损伤，具有高氧消耗和氧化防御弱的特征，而抗氧化营养成分（维生素 C、维生素 E、番茄红素等）可发挥抗氧化作用，可保护大脑细胞免受自由基氧化应激的损伤，保护神经组织。

B 族维生素可有效改善情绪和精神表现，增强压力耐受性。这一类维生素共同影响记忆功能并抵御与年龄相关的认知障碍，在合成与情绪调节相关的激素中发挥重要作用，有助于保持积极的心态，增强能量并提高注意力，同时也是作为酶的辅助因子参与基因表达。

维生素 B_1 帮助脑细胞利用葡萄糖。维生素 B_2 可减轻自由基引起的氧化应激反应，修复线粒体功能障碍。维生素 B_6 可促进脑细胞的生长和发育，增强记忆力和思维能力，有助于改善睡眠质量。维生素 B_{12} 是合成神经鞘磷脂的必需成分，神经鞘磷脂是神经纤维保护髓鞘的主要成分，能够提高神经传导速度，还可促进神经细胞的生长和修复，维持神经元的正常功能。叶酸参与 DNA 甲基化和神经递质的合成和调节。泛酸可以营养神经，增强大脑功能。

胆碱是卵磷脂的组成成分和乙酰胆碱的前体，是促进脑发育、提高记忆能力及神经传导、促进脂肪代谢及生物膜构成等必不可少的营养素。多项科学研究指出，大脑中乙酰胆碱的含量与大脑功能、记忆力强弱密切相关。长期缺乏胆碱可造成学习能力、记忆能力的下降。

叶黄素和其他类胡萝卜素还可以降低氧化应激和炎症水平，降低阿尔茨海默病的发病风险。

上述提到的营养素在鱼类、蛋类、浆果、深色蔬菜、坚果中含量丰富。合理的膳食结构和饮食习惯对大脑的健康有着重要的作用，在享受美食的同时，我们应学会科学地搭配食物来滋养我们的大脑，从而增强大脑功能，维持脑健康。

（蔡永江　肖勇）

第四节 饮食与心理健康

包括抑郁症、焦虑症和双相情感障碍在内的精神疾病在全球疾病中占很大比例，并造成严重的社会、经济和健康负担。目前的治疗手段主要是药物治疗（如抗抑郁药）和心理疗法（如认知行为疗法），然而，这类治疗只避免了不到一半的疾病负担，这表明需要采取更多的策略来预防和治疗精神疾病。近年来，营养和精神疾病之间的关系受到了普遍关注，新出现的证据表明饮食不仅会影响我们的身体健康，还可以塑造我们的心理健康，并催生了一个名为营养精神病学的新科学领域，该领域的主要任务是通过饮食解决心理健康问题。

流行病学研究（机制性研究、观察性研究和干预性研究）发现饮食和身心健康之间的关系具有复杂性和多向性的特点，但也得到了一致的结论：饮食质量可能是精神疾病的一个可改变的风险因素。坚持健康饮食模式通过多种生物学信号转导通路有助于身心健康，如增加胰岛素的敏感性、降低心血管疾病的发生率、维持健康体重以及其他健康相关行为、保持好的情绪、降低焦虑和抑郁等。反之，不健康的饮食模式则会导致多种身心疾病的发生。

一、大脑具有可塑性

大脑可塑性是指大脑可以为环境和经验所修饰，具有在外界环境和经验的作用下可进行塑造的能力，分为结构可塑性和功能可塑性。大脑的结构可塑性是指大脑内部的突触、神经元之间的连接可以由于学习和经验的影响建立新的连接，从而影响个体的行为，包括突触可塑和神经元可塑。大脑的功能可塑性可以理解为通过学习和训练，大脑某一代表区的功能可以由邻近的脑区代替，也表现为脑损伤患者在经过学习、训练后脑功能在一定程度上的恢复。

大脑可塑性获得了脑损伤实验研究证据的支持。通常认为，左半球是负责语言加工的优势脑，然而研究发现，在儿童时期切除左半球的患者仍然具有加工语言的能力，只是相比正常儿童，他们的语言发展能力稍晚，但仍然可以发展到与正常人相似的水平。这项研究也说明左半球并不是语言加工的唯一脑区。

海马体是负责学习、记忆和情绪的核心区域，位于大脑丘脑和内侧颞叶之间，属于边缘系统的一部分。2003 年，哈佛大学与纽约大学科学家共同发现了大脑海马区是帮助人类处理长期学习与记忆声光、味觉等事件（即叙述性记忆）的主要区域。研究以猴子作为实验对象，让猴子观看由 4 个类似物重叠的复杂影像，当猴子从试误学习中知道各影像的位置时，就可以得到报偿。通过该实验，研究人员观察到猴子海马体内神经元的活动情形，发现有的细胞神经活动的改变曲线与猴子学习的曲线平行，据此认为海马体内神经元与新的联想记忆形成有关。由于这些神经活动在猴子停止学习后仍然有持续进行的现象，研究人员推测其中的部分细胞应该与长期记忆的形成有关。这个发现对于证明海马区记忆学习的可塑性也提供了最有力的证据。

二、饮食影响情绪的机制

饮食影响情绪的生物学机制主要包括肠道菌群紊乱、氧化应激、血糖升高和炎症等。

1. 肠道菌群紊乱对情绪的影响

患有情绪性疾病的人通常表现出菌群紊乱。菌群紊乱会损害肠道内壁，使细菌通过肠道进入血液并触发炎症细胞。受损肠道内壁的通透性增加会导致肠道内外的低度慢性炎症。

导致肠道菌群紊乱的主要因素是饮食。研究表明丁酸盐是一种抗炎短链脂肪酸，可以增强肠道内壁。健康饮食时，肠道菌群分解产生大量的丁酸盐，而富含饱和脂肪和精制糖的西式饮食时则产生较少，破坏了肠道菌群的稳态，削弱了肠道内壁的功能，并增加了机体的炎症。促炎细胞可以遍及全身并穿透血脑屏障，影响情绪和行为。动物研究证实了菌群紊乱与抑郁症之间的联系，研究人员将躁狂抑郁症患者的粪便移植到小鼠体内时，啮齿动物开始表现出抑郁行为。

2. 氧化应激对情绪的影响

氧化应激由机体氧化和抗氧化过程失衡所致，可导致细胞损伤。除对细胞的直接损伤外，氧化应激产生的大量活性氧和氮可导致线粒体功能障碍、炎症和色氨酸代谢改变。持续的氧化应激是抑郁症和其他精神疾病的一种潜在的作用机制。

一项纳入115项研究的Meta分析结果显示，与健康对照组相比，抑郁症患者的氧化应激指标升高，而抗氧化剂指标较低，抗抑郁药治疗后氧化应激指标降低，证实了氧化应激和情绪障碍之间的因果关系。

研究表明，高脂肪西式饮食可以增加大脑和外周的蛋白质氧化和脂质过氧化反应，而营养丰富的饮食富含一系列具有直接和间接抗氧化特性的化合物，可降低氧化应激指标。一些维生素（如维生素C和维生素E）具有直接清除自由基的特性。一些营养素（如硒、锌和半胱氨酸）是抗氧化剂系统的辅助因子，补充抗氧化剂可以改善抑郁症状。植物活性成分多酚可以通过上调抗氧化防御系统来降低氧化应激，包括诱导核因子红细胞2-相关因子2和调节炎症通路核因子κB和丝裂原激活蛋白激酶。

3. 血糖升高对情绪的影响

众所周知，情绪激动和焦虑会导致交感神经兴奋，引起肾上腺素和胰高血糖素分泌，导致血糖升高。反之，血糖升高会对情绪产生影响吗？答案也是肯定的。虽然过去有大量的研究证明过糖分对情绪产生积极的作用，能帮助人缓解压力，但是现今也有越来越多研究证实，过度摄入糖分给人体带来的负面影响多于正面。

过度摄入糖分易导致诸多健康问题，如容易长痘痘、加速皮肤老化、诱发头痛、脂肪肝、增加血管压力、让人没精神、诱发心脏病……英国伦敦大学学院最新发表的一项研究表明，过度摄入甜食以及含糖饮料可能会诱发忧郁症和常见性精神障碍等心理疾病。美国一项针对7万多名停经妇女进行的随访研究结果表明，随着饮食血糖生成指数（glycemic index，GI）升高，患忧郁症的概率增加，而吃较多的乳糖、纤维质、水果（非果汁）、蔬菜者患忧郁症的概率降低。

生物学家们发现，过量摄入糖分会使得老鼠脑内一种名为脑源性神经生长因子的蛋白质相应减少。这种蛋白质广泛分布于中枢神经内，具有神经再生和修复功能。脑源性神经生长因子及其受体也被认为在改善抑郁和抗抑郁药物治疗中有着十分重要的作用，因此它们的减少易使人产生焦虑、紧张、抑郁等负面情绪。

除了诱发负面情绪，糖也被称为是抑郁症患者的毒药。基于人体的自我平衡机制，一般情况下所分泌的胰岛素会尽量与血液中的糖含量平衡，但高糖摄入则会使得短时间内胰岛素分泌紊乱造成血糖失衡。胰岛素分泌过高使得血糖过低，易引发焦虑与抑郁，长期的低血糖患者大多伴有轻度抑郁症。而糖尿病患者患上抑郁症的概率则是普通人的两倍，其中有30%左右为重度抑郁症。

4. 炎症对情绪的影响

长期的情绪和压力导致大脑陷入危机，神经系统出现炎症问题，表现为脑雾、注意力难以集中、焦虑、抑郁以及记忆问题。脑雾一般用来描述慢性疲劳综合征等状况时出现的注意力下降和执行力障碍，主要包括思维和反应迟缓、模糊、混乱、精神感到疲劳、注意力不集中或者无法集中注意力做一件事情等一种或多种表现。长期脑部炎症会引发认知障碍，最终导致痴呆、帕金森病等神经系统疾病。

大量的研究表明，一些食物或营养素对改善大脑炎症、情绪和脑雾等问题具有极大帮助。比如海鱼类（含有高浓度的促进大脑发育的DHA）、椰子油（含有中链甘油三酯，一种已被证实具有改善认知功能的物质）、猴头菇（含有保护脑组织、促进脑组织再生的物质）、磷虾油（含有的虾青素是大多数鱼油的50倍之多、含有对身体有益的磷脂等，以支持神经系统的正常运转）和缬草根（含有缬草酸，一种调节神经递质的脑源性神经生长因子）等。

三、饮食与情绪健康

研究表明，地中海饮食与降低抑郁症和认知能力下降的风险有关。所谓地中海饮食，实际上是一种泛指，指的是处于地中海沿岸的各国以蔬菜、水果、鱼类、五谷杂粮、豆类和橄榄油为主的饮食风格。现也用“地中海式饮食”代指有利于健康的、简单的、清淡的以及富含营养的饮食。

发表在《美国临床营养学杂志》上的一项系统评价性研究纳入了13项饮食对心理健康影响的研究，得出结论，大量摄入全谷物、水果、蔬菜、豆类和鱼类可能会降低患抑郁症的风险，地中海饮食有望成为情绪障碍的干预型饮食措施。《神经病学年鉴》发表的一项对22个研究进行的系统评价，探讨了地中海饮食对抑郁症和认知障碍的影响，研究表明，高度和适度地坚持地中海饮食与减少认知能力下降和抑郁症风险有关。一项针对10000多名西班牙学生进行的为期4年的纵向研究发现，坚持地中海饮食可能对抑郁症具有保护作用。

（钮富荣　傅诗焱）

第五节 抗炎与抗氧化饮食

无论是抗炎饮食还是抗氧化饮食，其概念的提出时间以及由谁提出，目前尚无法考证，但促炎/抗炎饮食和促氧化/抗氧化饮食已成为现代营养科学的热门词汇。

抗炎/抗氧化饮食不是特指某种具体的饮食方案，也不是某个特定的膳食模式，其实际上包括两个方面，即多吃抗炎/抗氧化饮食和少吃促炎症/促氧化饮食。所谓抗炎/抗氧化饮食，通常指的是可以帮助降低机体炎症和氧化水平的食物，主要包括新鲜水果和蔬菜、全谷物、豆制品、坚果、鱼肉，以及姜黄、大蒜、生姜、香料等。所谓促炎症/促氧化饮食，指的是能促进炎症发生和体内自由基水平增加的食物，主要包括精制碳水化合物、油炸食物、高糖食物、饱和脂肪酸食物、反式脂肪食物等。

"隐性饥饿"导致的营养失衡是产生慢性疾病的根源。营养失衡可导致机体蛋白质摄入不足，免疫细胞缺乏产生抗体的原料，导致充当作战部队"弹药"的抗体缺乏，机体的免疫功能低下。营养失衡可导致必需的抗炎/抗氧化营养物质的缺乏，促炎症/促氧化物质的摄入增加，导致机体促炎症/抗炎系统以及促氧化/抗氧化平衡紊乱，是导致多种慢性低度炎症性疾病的罪魁祸首。

一、炎症与氧化

1. 炎症

炎症，就是通常所说的"发炎"，是机体对刺激的一种防御反应，表现为红、肿、热、痛和功能障碍。炎症可以是感染引起的感染性炎症，也可以不是由感染引起的非感染性炎症。通常情况下，炎症是有益的，是人体自动的防御反应，但是有的时候，炎症也是有害的，例如对人体自身组织的攻击、发生在透明组织的炎症等。

根据持续时间不同，炎症可分为急性和慢性炎症。急性炎症以发红、肿胀、疼痛等为主要症候。局部血管扩张、充血等可导致局部发红，肿胀是因为局部的血管通透性升高，使液体或细胞成分渗出。热是因为出现动脉性充血和血流加快、代谢旺盛等情况，痛是由感觉神经末梢被炎性物质压迫所致。

慢性炎症是指持续数周甚至数年的炎症，致炎因子持续存在并且损伤组织是发生慢性炎症的根本原因。慢性炎症的基本病理变化包括局部组织的变质、渗出和增生。在炎症过程中这些病理变化按照一定的先后顺序发生，早期一般以变质和渗出变化为主，后期以增生为主，但三者是相互密切联系的。一般而言，变质属于损伤过程，而渗出和增生则属于抗损伤过程。各种器官的慢性炎症可从急性炎症转化而来，也可潜隐缓慢地发生。潜隐缓慢地发生主要见于3种情况：①临床上开始无急性炎症表现，常见于细胞内感染（如结核分枝杆菌、病毒感染），这些病原体的毒力不强，但可引起免疫反应；②组织长期受不能降解却有潜在毒性物质的刺激（如硅肺）；③持续存在的、对抗自身组织的免疫反应，即自身免疫性疾病（如类风湿关节炎）。

2. 氧化

氧化，指的是机体内进行的脱氢、加氧等氧化反应的总称。按照生理意义不同，氧化可分为两大类，一类主要是将代谢物或药物和毒物等通过氧化反应进行生物转化，这类反应不伴有ATP的生成；另一类是糖、脂肪和蛋白质等营养物质通过氧化反应进行分解，生成H_2O和O_2，同时伴有ATP生物能的生成，这类反应进行过程中细胞要摄取O_2、释放CO_2，故又形象地称之为细胞呼吸。

氧化反应是一把“双刃剑”，氧化反应是人体最基本的保护机制之一，适量的氧化反应可为机体提供维持生命活动的能量，同时帮助清除细菌、病毒等有害物质，在人体代谢、免疫、修复等调节机制中亦有重要作用。但是，一旦氧化反应过度，会导致机体自我调节平衡体系失灵或破坏，造成自由基产生的增加而导致组织器官损伤。体内的自由基主要包括活性氧自由基和活性氮自由基。自由基会引起蛋白质、DNA、脂质等结构的广泛的不可逆的破坏，干扰细胞存活、迁移和信号转导，并参与疾病的发生。

炎症反应和氧化反应是紧密相连的。无论全身何处，只要出现其中一种现象，就一定会有另一种现象相伴而生。

3. 抗炎

医学上的抗炎包含两层意思：一是指对抗感染性炎症，如细菌感染要用抗生素进行治疗、支原体感染要进行抗支原体治疗等；二是对抗非感染性炎症，如支气管哮喘的抗炎治疗是针对非感染性炎症，支气管哮喘属于慢性气道炎症之一，以嗜酸性粒细胞浸润为主，不需要应用抗生素，通常应用糖皮质激素进行抗过敏治疗。

4. 抗氧化

抗氧化是指抗氧化自由基的简称。人体在不可避免地产生自由基的同时，也在自然产生着抵抗自由基的抗氧化物质，以抵消自由基对人体细胞的氧化攻击。研究证明，人体的抗氧化系统是一个可与免疫系统相比拟的、具有完善和复杂功能的系统，机体抗氧化的能力越强，就越健康，生命也越长。人体的抗氧化物质有自身合成的，也有由食物供给的。

人体的抗氧化系统分为酶类抗氧化系统和非酶类抗氧化系统。酶类抗氧化系统主要指的是人体的超氧化物歧化酶、过氧化氢酶、谷胱甘肽过氧化物酶和谷胱甘肽还原酶等，这些抗氧化酶的共同特点是都可以在体内自行合成，只要我们每天吃进去足够的蛋白质，氨基酸种类齐全、配比合理，那么这些抗氧化酶就可以在我们体内正常合成，在我们体内构成抗氧化的第一道防线。

非酶类抗氧化系统主要包括 7 类：①脂溶性抗氧化剂，如维生素 E、类胡萝卜素、各类辅酶等；②水溶性抗氧化剂，如维生素 C、谷胱甘肽等；③蛋白性抗氧化剂，如铜蓝蛋白、清蛋白和清蛋白组合的胆红素、转铁蛋白和乳铁蛋白、金属硫蛋白等；④硒、铜、锌、锰等微量元素；⑤低分子量化合物，如尿酸盐等；⑥内源性褪黑激素；⑦植物化学物质，如植物纤维、植物多糖、植物甾醇、酚类化合物（如茶多酚、葡萄多酚等）、有机硫化合物（如大蒜素等）、萜类化合物（如灵芝提取物等）、天然色素和部分中草药成分等。这 7 种非酶类抗氧化物质，必须通过每天的饮食才能获取，它们在体内筑成了第二道抗氧化防线。

二、抗炎和抗氧化饮食

1. 抗炎饮食

抗炎饮食中的“炎”与我们通常说的病毒或细菌引起的“急性炎症”并不相同。炎症是机体自身免疫系统对外界刺激的一种防御反应，免疫系统类似于保护身体的卫兵，当有外伤或感染时，免疫系统会被激活，卫兵发生快速响应，吞噬入侵的病毒细菌或清除自身的坏死组织，这种细菌或病毒入侵引发的炎症称为急性炎症，其来得快也去得快。抗炎饮食中的“炎”指的是“慢性低度炎症”，是各种细胞因子在压力或应激状态下过量产生的低水平慢性炎症。哈佛大学公共卫生学院营养系2020年发表的一项长达32年、涉及21万参与者的报告表明，心血管的健康与体内慢性低度炎症状态有关，而食物可加剧或改善体内的炎症状况。

一项研究将可能具有抗炎功能的食物分为6类：①蔬菜类，尤其是十字花科蔬菜，如羽衣甘蓝、卷心菜等；②水果类，尤其是浆果类，如蔓越莓、草莓、蓝莓、葡萄等；③富含膳食纤维的食物，如全谷物、豆类；④富含多酚、黄酮的食物，比如绿茶、大豆等；⑤香辛料类，如姜黄、生姜、肉桂、肉蔻、鼠尾草及大蒜等；⑥富含 ω-3 脂肪酸的食物，如三文鱼、亚麻籽油、海藻油、葡萄籽油、菜籽油、坚果、杏仁等。

2. 抗氧化饮食

莱斯特·派克被称为“抗氧化之父”。他撰写的《抗氧化奇迹》一书中将抗氧化剂描述为一组人体自身产生或者从食物摄取的化学物质，它们能够清除自由基，从而保护我们的身体免受损伤。在该书中，莱斯特·派克提出了“抗氧化网络”的概念：在细胞与自由基作战的过程中，只有当人体自身的抗氧化系统和从膳食中摄入的抗氧化剂分工协作、有效配合清除体内的自由基，才能最有效地保护我们的身体免受自由基的损伤，这些抗氧化剂之间的协同作用构成了“抗氧化网络”。

《抗氧化奇迹》一书中提到：各种抗氧化剂在细胞中的分布是有规律的，比如维生素E分布在细胞膜上，维生素C在细胞质中，辅酶Q10可以分布在细胞膜和细胞质中，α－硫辛酸可以同时分布在细胞膜、细胞质和细胞核中。这些抗氧化剂分布在细胞的不同部位，相互协作并且相互援助，共同发挥作用才能全面地清除过量的自由基，从而保证人体的健康。

（王霄一　邹童妍）

第二章
营养素与健康

第一节 碳水化合物与健康

碳水化合物，俗称“糖”，位列三大产能营养素之首，是身体最主要的能量来源，身体可以根据不同碳水化合物的结构以不同速度将食物中的碳水化合物分解成葡萄糖供机体利用，对于维持身体功能至关重要。然而，过度摄入或选择不当的碳水化合物可能对健康造成负面影响。另外，在日常的饮食习惯中，我们常常容易忽视碳水化合物摄入的种类和数量，比如一些精加工或深加工的精白米和精白面，以及一些简单的碳水化合物，比如含单糖和双糖的食物，过多地摄入简单碳水化合物、数量或结构不合理不仅易导致血糖波动，还可能引发一系列慢性疾病，如肥胖、糖尿病等。为了更好地维护身体健康，我们需要学会合理选择碳水化合物，使其成为饮食的均衡组成部分。

葡萄糖是维持生命的营养素，是红细胞唯一可用的“燃料”。糖也是脑神经细胞首选的能量来源，当血液循环中的葡萄糖低于一定水平时，大脑就无法正常工作，这就是不吃早饭会头晕眼花、无法集中精力思考的原因。但是如果糖摄入过多，就成了“毒”，就是我们通常所说的“糖毒”！血液中的糖过多，会与循环系统中的三大细胞（白细胞、红细胞和血管内皮细胞）发生交联反应，导致细胞功能受损，这就是我们通常说的“发炎”！“黏糊糊”的糖会包裹住细胞膜，通过干扰激素受体，进而干扰激素的作用，这将会对细胞造成灾难性的影响！

一、碳水化合物的基础知识

1. 碳水化合物的概念及分类

碳水化合物是由碳、氢和氧三种元素组成，可用通式 $C_x(H_2O)_y$ 来表示。由于它所含的氢和氧的比例为 2 ∶ 1，和水一样，故称为碳水化合物。根据是否能被消化吸收，食物中的碳水化合物分为两类，一类是可以被人消化吸收和利用的碳水化合物，另一类是不能被消化吸收但也有特定功能的碳水化合物。根据其简单和复杂程度，碳水化合物又有简单碳水化合物和复杂碳水化合物之分。根据含单糖分子的数目，碳水化合物也可分为单糖、双糖和多糖。单糖仅由一个单糖分子组成，包括葡萄糖、果糖及半乳糖三种。双糖由两个单糖连接而成，常见的双糖有 3 种，即蔗糖、乳糖和麦芽糖。多糖是由多个单糖通过不同方式连接而成的。单糖和双糖因为其化学成分简单，消化、吸收、利用快，被称为简单碳水化合物。多糖由几个到上百个单糖分子组成，化学成分复杂，消化起来需要时间，能量释放缓慢，被称为复杂碳水化合物。在营养学中比较重要的多糖有淀粉、糖原以及膳食纤维。

现实生活中，人们经常将碳水化合物和糖画等号，实际上，两者之间还是存在差别的。比如，鼠李糖，其分子式为 $C_6H_{12}O_5$，就不能简化为 $C_x(H_2O)_y$ 的形式，但却是糖家族的一员。又比如甲醛（$HCHO = CH_2O$）、醋酸 [$CH_3COOH = C_2(H_2O)_2$] 和乳酸 [$C_3H_6O_3 = C_3(H_2O)_3$] 等非糖类的物质，却可以简化为 $C_x(H_2O)_y$ 的形式。因此，将糖和碳水化合物画等号并不确切。

另外，现实生活中常认为甜的东西就是糖。这种说法是否正确？蔗糖是我们所熟知的糖，假定将其甜度看作 100，而糖精（甜度 20000 ～ 70000）、甜蜜素（甜度 3000 ～ 4000）、木糖醇（甜度 100 ～ 140）的甜度较高甚至非常高，却是非糖物质，因此，将甜的东西与糖画等号也是不确切的。

2. 碳水化合物的生理功能

碳水化合物主要生理功能有：①供给热能，是最经济、最清洁、最主要的能量物质；②参与构成重要的生命物质，比如核糖和糖脂；③节约蛋白质；④抗生酮作用；⑤解毒作用；⑥改变食物的色、香、味、形；⑦提供膳食纤维，增强肠道功能。

碳水化合物具有节约蛋白质的功能，主要是因为当膳食中热能供给不足时，机体首先要消耗食物和体内的蛋白质来产生热能，使蛋白质不能发挥其更重要的功能，进而影响机体健康。如果碳水化合物能提供足够的热能，则减少蛋白质的消耗，有利于维持体内氮平衡。

抗生酮作用是指脂肪酸分解所产生的乙酰基需与草酰乙酸结合才能进入三羧酸循环而最终被彻底氧化，产生能量。若碳水化合物不足，则草酰乙酸生成不足，脂肪酸不能被彻底氧化而产生大量酮体。酮体为酸性物质，血中酮体过多，若超过血液的缓冲能力时，会引起酸中毒。

碳水化合物的解毒作用主要是因为碳水化合物代谢会产生葡萄糖醛酸，葡萄糖醛酸会和体内毒素结合成水溶性的物质，从尿中排出，从而达到解毒的作用。

3. 碳水化合物的消化吸收

碳水化合物的食物来源主要包括谷物类、薯芋类、杂豆类和精制糖等。由于食物在口腔停留时间短暂，口腔唾液淀粉酶对碳水化合物的消化作用不大。如果碳水化合物能在口腔中停留时间长些，咀嚼的次数多些，就可以感觉到碳水化合物的甜味，这主要是因为碳水化合物经过唾液淀粉酶的初步消化，这也是有些营养学家提倡食物应细嚼慢咽的原因。另外，口腔也含有多种溶菌酶，可破坏食物中携带的一些毒素等有害成分。

胃液不含任何能水解碳水化合物的酶，故碳水化合物无法在胃中消化。碳水化合物的消化主要在小肠中进行。极少部分非淀粉多糖可在结肠内通过细菌发酵消化。肠腔中的主要水解酶是来自胰液的胰淀粉酶，可将淀粉分解成麦芽糖、麦芽三糖、异麦芽糖、糊精及少量葡萄糖等。淀粉在口腔及肠腔中消化后的上述各种中间产物，可以在小肠黏膜上皮细胞表面进一步彻底消化，最后生成大量的葡萄糖及少量的果糖及半乳糖。小肠内不被消化的碳水化合物到达结肠后，被结肠菌群分解，产生氢气、甲烷、二氧化碳和短链脂肪酸等，这一系列过程称为发酵。发酵所产生的气体经体循环转运，再经呼气和直肠排出体外，其他产物如短链脂肪酸被肠壁吸收并被机体代谢。

食物中的碳水化合物在消化道被分解成为单糖，通过小肠绒毛直接吸收入血。糖吸收的主要部位是在小肠的空肠。单糖首先进入肠黏膜上皮细胞，再进入小肠壁的毛细血管，并汇合于门静脉而进入肝脏，最后进入大循环，运送到全身各个器官。单糖的吸收过程除了被动扩散外，也存在主动吸收，因为在肠黏膜上皮细胞分布有特异的运糖载体蛋白。

单糖中的葡萄糖可以直接被细胞利用，其他单糖都在肝脏被转化为葡萄糖。多余的葡萄糖可以变成糖原贮藏在肝脏和肌肉中，在饥饿或能量不足时，身体可以分解糖原来提供能量。肝糖原可以变成葡萄糖释放入血，为其他组织提供能量。肌糖原只能为肌肉提供能量。过多的葡萄糖会被转化为脂肪，作为长期的能量储备。

4. 膳食纤维

膳食纤维是指不能被人类消化酶水解的植物多糖，它们包括纤维素、半纤维素、树胶、果胶和木质素等。根据溶解性的不同，膳食纤维分为可溶性膳食纤维和不可溶性膳食纤维两类。可溶性膳食纤维主要包括树胶、果胶、多糖、半纤维素，不可溶性膳食纤维主要包括纤维素、木质素、某些半纤维素。

膳食纤维的生理功能包括：①增强胃肠功能，利于粪便排出，促进肠蠕动，吸水膨胀；②通过延缓胃排空和吸水，增加饱腹感和降低能量，控制体重和减肥；③通过减少糖吸收，减少胰岛素的分泌，降低血糖；④通过多种机制降低血胆固醇；⑤参与动物精子的组成；⑥预防辐射损害，保护视力；⑦预防结直肠癌。

膳食纤维降胆固醇的机制包括以下几个方面：①可溶性黏性膳食纤维在小肠腔形成一层浓厚的不流动水层，减少胆固醇和胆汁酸的吸收，促进胆固醇和胆汁酸从粪便中排泄；②血液中的胆固醇在肝脏中转换成胆汁，经胆囊排出到小肠，与膳食纤维结合，随粪便排出消化道；③肠道菌群会对部分膳食纤维进行发酵，同时产生短链脂肪酸，这种脂肪酸会被肠道吸收并转运到肝脏，在肝脏内减少胆固醇的合成，从而降低血液胆固醇的水平；④膳食纤维通过结合胆酸、发酵和黏度等特性，通过减少小肠的重吸收，降低结肠中的溶解度，增加胆汁酸的分泌；⑤膳食纤维通过黏度等特性，减少胶体分散，延缓甘油三酯的消化，减少胆固醇吸收；⑥膳食纤维通过发酵和黏度特性，通过丙酸盐或疏水的胆汁酸抑制羟甲基戊二酰辅酶 A 还原酶，降低胰岛素对胆固醇合成的刺激作用，降低胆固醇的合成。

二、碳水化合物的两个重要指标

1. 血糖生成指数

血糖生成指数（GI）是衡量食物引起餐后血糖反应的一项有效指标，指含 50g 碳水化合物的食物与相当量的葡萄糖在一定时间内（一般为 2h）体内血糖反应水平百分比值。GI 通常反映了一种食物能够引起人体血糖升高多少的能力。相比于多数评价食物的方法采用的是化学方法，GI 是由人体试验而来的，因此也常说 GI 是一种生理学参数。一般认为，当 GI 在 55 以下时，可认为该食物为低 GI 食物；当 GI 在 55 ～ 70 之间时，该食物为中等 GI 食物；当 GI 在 70 以上时，该食物为高 GI 食物。

食物的 GI 会受多方面因素影响，比如食物的加工制作过程和食物的成分。在食物的加工制作过程中，如淀粉在加工过程中，淀粉颗粒在水和热的作用下，有不同程度的膨胀，有些淀粉颗粒甚至破裂并分解，变得很容易消化，如煮粥时间越长，GI 就会越高。食物的颗粒大小也会对 GI 产生影响，食物颗粒越小，越容易被水解吸收，其 GI 越高。食物的成分对 GI 的影响体现在高脂肪食物比等量低脂肪食物具有相对低的 GI 以及多种食物的混合搭配会降低整体食物的 GI。

2. 血糖负荷

血糖负荷（glycemic load，GL）是指特定食物的实际可利用碳水化合物的质量（g）与其 GI 值的乘积（一般以 g 为计量单位）。GL 概念的提出体现了碳水化合物数量对血糖的影响。根据对血糖影响的大小，其判定规则：① GL 在 20 及以上为高负荷饮食，表示对血糖影响很大；② GL 在 10 ～ 20 之间为中负荷饮食，表示对血糖影响不大；③ GL 在 10 以下为低负荷饮食，表示对血糖的影响很小。表 2–1 列举了生活中常见食物的 GI 和 GL。

表 2–1　常见食物的 GI 与 GL 对照表

食物名称	GI	GL	食物名称	GI	GL
苹果	38	5.7	全脂牛奶	27	3.2
香蕉	52	12.5	酸奶	32	3.2
葡萄	46	8.3	大豆	18	1.1
芒果	51	8.7	绿豆	31	5.3
橘子	42	4.6	芸豆	28	7.0
桃子	42	4.6	扁豆	38	11.8
梨子	38	4.2	鹰嘴豆	28	8.4
菠萝	59	7.7	绿色豌豆	48	3.4
草莓	40	1.2	南瓜	75	3.0
西瓜	72	4.3	胡萝卜	47	2.8
荞麦	54	16.2	芋头	55	4.4
玉米粉	69	9.0	山药	37	13.3
甜玉米	53	17	马铃薯	50	14.0
白米饭	64	23.0	花生	14	0.8
通心粉	41	13.9	小麦饼干	70	13.3
冰激凌	61	7.9	爆米花	7.2	7.9

三、碳水化合物的毒性效应

大量研究证明长期摄入精制糖（如白糖、红糖和高果糖玉米糖浆）以及天然或人造甜味剂等会引发机体的慢性炎症反应，增加多种慢性疾病（如糖尿病、肝病、心脑血管疾病、免疫性疾病和癌症等）的风险。天然甜味剂会让人沉迷于甜味食物，而无法通过味觉欣赏食物的天然味道。人造甜味剂甚至更糟，会导致肠道菌群失调、增加体重等。具体而言，碳水化合物或糖类食物对健康的毒性效应主要表现在以下几个方面。

1. 糖化反应

糖化反应是指人体内没被消耗的糖分（如葡萄糖、乳糖、蔗糖等）与蛋白质发生化合反应产生晚期糖基化终末产物（advanced glycation end products，AGEs）的过程。AGEs 易于与细胞和血液中的蛋白质发生交联，使细胞和组织硬化和脆化。如果血糖水平正常，糖化反应的速度不会太快，且容易被白细胞控制或者通过肾脏的加工随尿液排出。但是，如果细胞和血管长期受到 AGEs 的作用，则影响深远。发生交联硬化的血管壁通透性降低，营养物质不能从血液进入组织细胞被利用。不能被组织细胞利用的营养物质将会吸附在动脉内壁上，招引白细胞的聚集，导致血栓和动脉粥样硬化斑块的形成，诱发炎症反应。AGEs 也会黏附在白细胞膜表面，减慢白细胞的移动，降低白细胞的功能，使得白细胞无法识别自己和非己，为感染性疾病打开了方便大门，同时也导致癌症细胞逃脱免疫监视，诱发癌症性疾病的发生。

葡萄糖是红细胞唯一可用的“燃料”。但是，当葡萄糖过量时，富含蛋白质的红细胞就像海绵一样吸收糖分，导致红细胞变肿、变圆。脾脏具有储存血液、过滤血液和免疫功能，是人体最大“血库”，脾脏内很多血窦储存有大量血液。但是，循环血液到达脾脏的过程并不一帆风顺，需要经过迷宫般的逐渐变窄的通道，肿胀的红细胞因无法通过狭长、逐渐变窄的通道而被破坏，如果脾脏内的巨噬细胞来不及将其清除，将会造成毛细血管的堵塞。这可能就是糖尿病患者常并发糖尿病视网膜病变和糖尿病肾病等微血管病变的主要原因。

2. 干扰激素的工作

糖通过糖基化的方式干扰激素作用的受体，比如使胰岛素反应迟钝，也就是我们通常说的胰岛素抵抗。胰岛素抵抗，简单地说，就是对胰岛素的敏感性下降。胰岛素对血糖的调控主要包括两个方面：一方面是促进骨骼肌、心肌和脂肪组织摄取葡萄糖，另一方面是抑制肝脏的糖原分解及糖异生。当这两个方面的作用减弱，即胰岛素不能有效地促进周围组织摄取葡萄糖或者不能抑制肝脏葡萄糖输出，则称为胰岛素抵抗。胰岛素抵抗与多种代谢性疾病相关，是代谢综合征、2 型糖尿病、高血压、高尿酸血症、血脂紊乱、心脑血管疾病、多囊卵巢综合征、阿尔茨海默病以及部分肿瘤等疾病发生的共同病理生理机制。

胰岛素抵抗除了导致血糖升高和糖尿病外，还会导致低血糖的发生。主要原因是响应细胞对胰岛素的反应迟钝，导致胰腺分泌更多的胰岛素，即高胰岛素血症，进一步降低血糖。另外，响应细胞也会对胰高血糖素的反应迟钝，双重作用导致低血糖的发生。

3. 增加低密度脂蛋白的含量

糖使得低密度脂蛋白（low density lipoprotein，LDL）增高，其主要原因如下：①极低密度脂蛋白（very low density lipoprotein，VLDL）是 LDL 的主要全身物质，糖尿病患者由于血浆中的 VLDL 水平升高，为 LDL 的合成提供更多的原料，使 LDL 的合成增加；② LDL 的合成与分解代谢与血浆中的胰岛素浓度有关，胰岛素抵抗导致体内的高胰岛素血症可激活肝内的 3- 羟基 -3 甲基戊二酰辅酶还原酶的活性，加速 LDL 的产生；③高血糖使人体组织细胞表面 LDL 受体数量减少及活性降低，使 LDL 与其受体结合减少，导致 LDL 分解代谢降低；④高血糖使得 LDL 糖基化，使 LDL 受体摄取 LDL 减少，分解减慢；⑤糖基化的 LDL 容易被氧化，导致 LDL 与其受体的结合能力下降，导致血浆中的 LDL 分解、代谢和清除减少。血液中的 LDL 如果不能被清除，最终的结果是血中胆固醇增高，导致高胆固醇血症。之所以这样认为，是因为血液中的 LDL 是胆固醇的主要载体。有 67% ～ 80% 的胆固醇以低密度脂蛋白胆固醇的形式存在。

4. 糖瘾症状

当一个人持续摄入含糖的食物、饮料后，大脑中的化学物质会慢慢达到一种稳态。当突然断供糖，大脑中化学物质的稳态平衡就会被打破，这种稳态平衡一旦被打破，此人会表现出一系列的痛苦、烦躁等症状，如果再摄入一些甜食，焦躁的情绪就会明显得到缓解，人也会变得快乐许多。这就是所谓的“糖上瘾”。长此以往，就形成了一种恶性循环，糖摄入越多，糖瘾就越大，糖瘾越大，就会想着摄入更多的糖。相关研究表明，糖在舌头上产生的甜味，会刺激大脑深处的某些神经元，释放多种激素，如多巴胺、血清素等等，这些激素的释放则会使人感到兴奋、快乐。

四、高质量碳水化合物

碳水化合物的质量与提供的热量和微量营养素有关。比如全谷类的糙米，与精白米相比，在提供同样热量的情况下，能提供更多的微量营养素和膳食纤维，且 GI 和 GL 均大大降低，属于高质量碳水化合物。美国研究人员以刚断奶的 24 名 6 月龄的婴儿为研究对象开展了一项临床试验，让一半的婴儿吃白米粥等当地的普通食物，另一半在普通食物的基础上每天补充米糠（白米精磨后丢弃的外皮），6 个月后，补充了米糠的婴儿不但营养吸收更好，而且发育得非常好，肠瘘发生率低，肠道炎症标志物少。经分析发现，添加米糠的食物的微量营养素、钙和铁的含量比白米粥高。实际上，除了糙米之外，高质量的全谷类碳水化合物还有很多，比如全麦、全荞麦、全黑麦、小米、藜麦和燕麦等。

总之，为了健康地摄入碳水化合物，我们能做的事情是：①尽量选择主要存在于全谷类、蔬菜和豆类等食物中的复杂碳水化合物，相比于简单碳水化合物，复杂碳水化合物需要更长的时间来消化，日常生活中多食用粗粮、全麦食品、糙米等复杂碳水化合物，有助于维持血糖水平的稳定；②控制总碳水化合物摄入量，应根据个体的活动水平、身体状况和健康目标，科学合理地控制总碳水化合物摄入量，并注意与蛋白质和健康脂肪的比例，形成均衡的膳食结构；③避免食用过度加工的碳水化合物，尽量选择新鲜、天然的食物，减少对加工食品的依赖；④关注食物的 GI 和 GL。

（张颖　朱晗）

第二节 蛋白质与健康

蛋白质这个名词来源于希腊词，意思为“首位的”或“最重要的”。蛋白质之所以如此重要，是因为蛋白质是一切生命的物质基础，是构成细胞的基本有机物，是生命活动的主要承担者，是营养素中的“排头兵”，没有蛋白质就没有生命。

人体中的每个器官、每块骨骼、每块肌肉、每条神经、每寸肌肤、每根头发、每个细胞都有蛋白质成分，机体能对病毒、细菌有抵抗作用，也是因为有蛋白质（如免疫球蛋白）的存在。

一、蛋白质的基础知识

1. 蛋白质的概念及分类

蛋白质的主要成分是碳、氢、氧、氮及硫。人体中的氮主要存在于蛋白质中，称为蛋白质的“代言人”。正常人体内有16%～19%是蛋白质，每天约有3%被更新。蛋白质是一种生物大分子，是由氨基酸以“脱水缩合”的方式组成的多肽链，经过盘曲折叠形成的具有一定空间结构的物质。构成人体蛋白质的氨基酸有21种。

根据氨基酸能否在体内合成以及是否能满足需要，可以分为必需氨基酸、非必需氨基酸、半必需氨基酸和条件必需氨基酸。必需氨基酸是指在体内不能合成或者合成速度不能满足机体需要，必须从食物中获取的氨基酸。非必需氨基酸并不是说人体不需要这些氨基酸，而是说人体可以自身合成或由其他氨基酸转化而得到，不一定非从食物直接摄取。半必需氨基酸指的是半胱氨酸和酪氨酸，在体内可以分别由蛋氨酸和苯丙氨酸转变而来。条件必需氨基酸指的是由于代谢障碍或者机体处于某一生理状态下不能大量合成来满足机体需要的氨基酸（如胱氨酸、酪氨酸和牛磺酸是早产儿的条件必需氨基酸，精氨酸是外伤和手术患者的条件必需氨基酸）。

根据食物中蛋白质氨基酸的种类是否齐全以及比例是否合理分为完全蛋白质、半完全蛋白质和非完全蛋白质。完全蛋白质的主要特点：①必需氨基酸种类齐全，数量充足；②氨基酸模式接近人体；③保证成年人身体需要且能促进儿童生长发育。半完全蛋白质的主要特点：①必需氨基酸种类较为齐全，但比例不合适；②如果该食物作为唯一蛋白质来源，只能维持生命，不能很好促进生长发育。不完全蛋白质的主要特点：①必需氨基酸种类不齐全；②如果该食物作为唯一蛋白质来源，既不能维持生命，又不能很好促进生长发育。

由于各种食物蛋白质中必需氨基酸的模式不同，建议将富含某种氨基酸的食物与缺乏该种氨基酸的食物相互搭配混合食用，使混合后蛋白质的必需氨基酸模式更接近理想模式，提高蛋白质的营养价值。

2. 蛋白质的主要生理功能

蛋白质主要生理功能：①结构蛋白，是人体组织更新和修补的主要原料（细胞膜和细胞质中含有各种功能的蛋白质，蛋白质在人体瘦组织中含量丰富，皮肤、骨骼和牙齿中含有胶原蛋白，手指和脚趾中含有角蛋白）；②催化作用，催化体内一切物质的合成与分解；③防御作用，作为抗体参与免疫反应；④运输作用，作为细胞膜和血液中的载体或者通道运输各种分子或离子；⑤调节作用，作为激素参与机体生命活动的调节，维持机体内环境的稳定性（注意不是所有的激素都是蛋白质）；⑥体液中的蛋白质具有维持渗透压和酸碱度的作用；⑦作为能源物质，为机体的生命活动提供能量，每克蛋白质可产生 4kcal（1kcal = 4.19kJ）能量；⑧其他，如凝血、视觉形成过程需要蛋白质。

蛋白质缺乏会引起多种症状及表现，主要包括：①头发枯黄、断裂、指甲易裂、易断、生倒刺；②肌肉松弛、缺乏弹性、皮肤粗糙、无光泽；③低血压、贫血、手脚冰凉；④抵抗力低、易感冒；⑤胃肠道功能差、消化不良；⑥易疲劳、活动能力不足；⑦严重缺乏可导致水肿、消瘦、儿童体型矮小等。

3. 食物蛋白质的营养评价

蛋白质来源丰富，动植物食物的含量依次为豆类（36% ～ 40%）、鱼类（15%～25%）、肉类（15%～20%）、蛋类（11%～14%）、谷麦薯类（7%～15%）、牛奶（3% ～ 3.5%）以及蔬菜类（1% ～ 2%）。食物蛋白质营养价值的高低主要从食物蛋白质的含量、被消化吸收的程度和被人体利用的程度 3 个方面来评价。

常用的衡量食物蛋白质利用率的评价指标有 3 种：①生物价，即蛋白质利用率，指食物蛋白质被消化吸收后在体内利用的程度。生物价越高，表明其被机体利用的程度越高。②蛋白质净利用率：反映食物中蛋白质被利用程度的指标，即机体利用的蛋白质占食物中蛋白质的百分比，包含了食物蛋白质的消化和利用两个方面。③氨基酸评分，是指被测食物蛋白质的必需氨基酸评分模式与推荐的理想模式或参考蛋白模式的比较，反映蛋白质的构成与利用关系。

4. 氨基酸模式

氨基酸模式指的是某种蛋白质中各种必需氨基酸构成比例，其计算方法是根据物质中蛋白质中必需氨基酸含量，以含量最少的色氨酸为 1 计算出的其他氨基酸与之相应的比值。按照水桶原理，一种或几种必需氨基酸相对含量较低，导致其他必需氨基酸在机体内不能充分地吸收和利用，降低了这种蛋白质的营养价值。这种含量相对较低的氨基酸称为“限制氨基酸”，其中含量最低的为第一限制氨基酸。

食物中含有的氨基酸模式接近于人体蛋白质组成的蛋白质称为优质蛋白质。食物蛋白质的氨基酸模式与人体蛋白质的氨基酸的最佳模式越接近，则其越能被机体充分利用，营养价值也相对越高。表 2–2 列举了人体和几种食物蛋白质的氨基酸模式。

表 2–2　人体和几种食物蛋白质氨基酸模式

氨基酸	人体	全鸡蛋	牛奶	牛肉	大豆	面粉	大米
异亮氨酸	4.4	3.2	3.4	4.4	4.3	3.8	4.0
亮氨酸	7.0	5.1	6.8	6.8	5.7	6.4	6.3
赖氨酸	5.5	4.1	5.6	7.2	4.9	1.8	2.3
蛋氨酸＋半胱氨酸	3.5	3.4	2.4	3.2	1.2	2.8	2.3
苯丙氨酸＋酪氨酸	6.0	5.5	7.3	6.2	3.2	7.2	3.8
苏氨酸	4.5	2.8	3.1	3.6	2.8	2.5	2.9
缬氨酸	5.0	3.9	4.6	4.6	3.2	3.6	4.8
色氨酸	1.0	1.0	1.0	1.0	1.0	1.0	1.0

二、几种重要的氨基酸

1. 牛磺酸

牛磺酸广泛分布于体内各组织器官，如脑组织、中枢神经系统、视网膜、肝、骨骼肌、心肌、血细胞、胸腺及肾上腺等，尤以脑组织的含量最高。胚胎脑组织牛磺酸含量比成年人脑组织高 3 ～ 4 倍，出生后迅速降低。牛磺酸主要以游离氨基酸的形式存在，不参与蛋白质组成。

奶制品中的牛磺酸含量很低，畜禽类中的牛磺酸含量较高，海产品中的牛磺酸含量最高，如牡蛎、蛤蜊和淡菜中牛磺酸含量可高达 400mg/100g。谷物、水果和蔬菜等都不含牛磺酸。

牛磺酸被认为是人类条件性必需营养素，具有多种功效。①牛磺酸具有保护视网膜的功效。牛磺酸占视网膜中游离氨基酸总量的 50%。婴幼儿如果缺乏牛磺酸，会发生视网膜功能紊乱和生长、智力发育迟缓。长期的全静脉营养输液的患者，若输液中没有牛磺酸，会使患者的视网膜电流图发生变化，只有补充大剂量的牛磺酸才能纠正这一变化。②牛磺酸对中枢神经系统的发育（如细胞的增殖、移行和分化）有作用。③牛磺酸具有抗氧化作用。牛磺酸是一种体内氧化物质的清除剂。在牛磺酸含量高的细胞和组织中（如视网膜和神经细胞）常常会产生氧化物质，牛磺酸可与这些氧化物质结合形成稳定的化合物保护机体而避免自动氧化的产生。④牛磺酸具有调节渗透压的作用。牛磺酸对大脑或其他组织细胞体积和渗透压具有调节作用。在哺乳动物体内，可参与维持细胞体积，尤其是在高血钠、脱水和出现尿毒症的情况下。牛磺酸对维持肾脏正常功能也具有重要的生理作用，并具有保护心肌的作用。⑤牛磺酸具有促进脂肪消化吸收的作用。牛磺酸一般与胆汁酸结合形成胆汁酸盐，进而促进脂肪的消化吸收，尤其是在婴幼儿期。胆汁酸盐作为表面活性物质，可提高脂肪中甘油三酯的亲水性。胆汁酸盐同时还具有提高人奶中酯酶的活性作用，故能促进甘油三酯的水解。

2. 精氨酸

精氨酸是鸟氨酸循环中的一个组成成分，具有极其重要的生理功能。多吃精氨酸可以增加肝脏中精氨酸酶的活性，有助于将血液中的氨转变为尿素而排泄出去。富含精氨酸的食品包括牛肉、鸡肉、虾、全麦面包、玉米、牛奶、芝麻、大豆、燕麦和巧克力。精氨酸对人体健康的作用和功能主要包括以下几个方面。

精氨酸可维持正氮平衡与创伤愈合作用。在有些情况下，如机体发育不成熟或在严重应激条件下，如果缺乏精氨酸，机体便不能维持正氮平衡与正常生理功能，就会导致血氨过高，甚至昏迷。婴儿若先天性缺乏尿素循环的某些酶，精氨酸对其也是必需的，否则不能维持其正常的生长与发育。精氨酸的重要代谢功能表现为可促进伤口的愈合，促进胶原组织的合成，故有助于修复伤口。

精氨酸具有免疫调节作用。精氨酸可防止胸腺的退化，补充精氨酸能增加胸腺的重量，促进胸腺中淋巴细胞的生长。当机体中胸腺萎缩时，精氨酸可促进骨髓与淋巴结中淋巴细胞的成熟与分化。补充精氨酸还能减小患肿瘤动物的肿瘤体积，降低肿瘤的转移率，提高动物的存活时间与存活率。在免疫系统中，除淋巴细胞外，吞噬细胞的活力也与精氨酸有关。加入精氨酸后，可活化其酶系统，使之更能杀死肿瘤细胞或细菌等靶细胞。精氨酸也刺激垂体分泌生长激素，对促进儿童生长有作用。

3. 谷氨酰胺

谷氨酰胺是人体中含量最多的一种氨基酸。在肌肉蛋白质中，游离的谷氨酰胺占细胞内氨基酸总量的61%；在血中的含量也最高，占血浆中游离氨基酸总量的20%。在剧烈运动、受伤、感染等应激条件下，谷氨酰胺的需要量大大超过了机体合成谷氨酰胺的能力，这时，体内谷氨酰胺含量降低，蛋白质合成量减少，会出现小肠黏膜萎缩与免疫功能低下的现象。谷氨酰胺含量较高的食物是肉（包括畜肉、禽肉、鱼肉）和蛋。

谷氨酰胺对人体健康的作用和功能主要表现为：①酰胺基上的氮是生物合成核酸的必需物质；②是器官与组织之间氨与碳转移的载体；③是氨基氮从外周组织转运至内脏的携带者；④是蛋白质合成与分解的调节器；⑤是肾脏排泄氨的重要基质；⑥是核酸生物合成的必要前体；⑦是小肠黏膜的内皮细胞、肾小管细胞、淋巴细胞、肿瘤细胞与成纤维细胞能量供应的主要物质；⑧能形成其他氨基酸；⑨能维持体内的酸碱平衡；⑩是防止肠衰竭的最重要的营养素，是检查人体是否发生肠衰竭的唯一可靠指标，如果机体发生肠衰竭，血中谷氨酰胺的水平便会下降。

三、奶类与健康

奶类从哺乳动物的乳房分泌出来，主要作用是给幼崽们提供食物。婴儿出生后建议至少提供6个月的母乳喂养，主要是因为婴儿的免疫系统发育还不完善。母乳不仅提供生长发育所需要的全部营养素，还提供维持健康、抵抗环境致病微生物的各种抗体。尽管母乳的营养素相对齐全，但是也有缺点，就是不含膳食纤维。所以，6个月之后，母乳就不能完全满足婴幼儿的需要了。

牛奶是奶制品的主要来源，其主要成分（平均值）：水分86.6%、脂肪4.1%、蛋白质3.6%、乳糖5.0%、灰分0.7%。不同品种的奶牛、不同的饲料喂养的奶牛以及不同的季节奶牛产出的牛奶的营养成分存在一些差异。但是市售牛奶都是经标准化处理过的，营养成分达到国家标准和行业标准，蛋白质的含量一般在3%左右，主要含有酪蛋白（80%）和乳清蛋白（20%）。酪蛋白容易沉降，呈固态。乳清蛋白呈液态，溶于水。乳清蛋白可分为热稳定和热不稳定乳清蛋白两部分。乳清液在pH值在4.6～4.7时煮沸20min，发生沉淀的一类蛋白质是热不稳定乳清蛋白，主要包括乳白蛋白和乳球蛋白；而不沉淀的蛋白质属于热稳定乳清蛋白，这类蛋白约占乳清蛋白的19%。

在各种蛋白质中，乳清蛋白的营养价值是最高的：①乳清蛋白属于优质的完全蛋白质，是动物性蛋白，含有人体必需的8种氨基酸，且配比合理，接近人体的需求比例，是人体生长、发育、抗衰老等生命活动不可缺少的精华物质；②乳清蛋白较易被消化吸收，母乳中含乳清蛋白60%，酪蛋白40%，故喝母乳的婴儿粪便较软，量也较少；③乳清蛋白中富含半胱氨酸和蛋氨酸，它们能维持人体内抗氧化剂的水平；④乳清蛋白是一种非常好的增强免疫力的蛋白，实验研究证明服用乳清蛋白浓缩物能促进体液免疫和细胞免疫，刺激人体免疫系统，阻止化学诱发性癌症的发生；⑤乳清蛋白中脂肪、乳糖含量低，而且含有β-乳球蛋白、α-乳白蛋白、免疫球蛋白，还有其他多种活性成分，发挥着保健功能。

牛奶中脂肪含量为2.8%～4.0%，相当于100g全脂牛奶中有3g的脂肪，以微粒状的脂肪球分散在乳液中，容易消化吸收，吸收率高达97%。牛奶脂肪中脂肪酸组成复杂，其中以甘油三酯为主的饱和脂肪酸占的比例较大，不饱和脂肪酸也占有一定的比例，比如油酸占30%，亚油酸和亚麻酸分别占5.3%和2.1%，短链脂肪酸如丁酸、己酸、辛酸等含量较高，约为9%，另外还含有少量磷脂和胆固醇。

牛奶中含有一定量的碳水化合物，其主要成分为可以被肠胃消化吸收的乳糖。乳糖含量在 4.4% ～ 4.8% 之间，占牛奶中碳水化合物的 99.8%。除了提供能量之外，牛奶中的乳糖还有益于肠道双歧杆菌的生长以及钙的吸收。

牛奶中的主要碳水化合物为乳糖，对绝大多数人可能不是什么问题，但可能给小部分人带来麻烦，即可能出现乳糖消化不良和乳糖不耐症的问题。这类问题主要见于一些成年人，因为多年来不摄入乳制品，导致体内缺乏乳糖消化酶。乳糖是由葡萄糖和半乳糖组成的双糖，如果不被消化，易出现腹胀、腹泻、肠道痉挛、产气过多等乳糖不耐症的常见症状。常见的解决方式有：①喝酸奶，酸奶中的乳糖被乳酸菌给分解了；②喝低乳糖奶，主要是奶中添加了各种营养成分；③喝奶前吃食物，适用于乳糖不耐症不严重的情形；④吃牛奶混合食物，即将牛奶添加到各种食物中去，比如粥；⑤少量多次喝，逐渐就耐受了。

牛奶过敏是牛奶不耐受的一种表现，主要是因为对牛奶中含有的蛋白质不耐受，特别是其中的酪蛋白。牛奶不耐受与乳糖不耐受不是同一回事。同样是牛奶中的物质，一种是糖类，一种是蛋白质。乳糖不耐受不涉及免疫系统，但酪蛋白引发的过敏则会促使免疫系统产生炎症反应。

牛奶过敏出现的一些较为常见的症状包括：①皮肤出现湿疹、荨麻疹；②消化系统可以表现为胃食管反流、呕吐、恶心、反酸，甚至出现便血，主要是对黏膜造成损伤；③呼吸系统，即胃食管反流后出现反复的呼吸道感染，出现咳嗽、喘气症状。

需要注意的是，成年人如果出现牛奶过敏，不仅仅是牛奶过敏的问题，可能还存在胃肠道的其他问题，建议到医院进一步检查。

（白宏锋　马金）

第三节 脂肪与健康

脂肪是一种在人体中发挥着重要功能的营养密集型物质。从影响人类健康的作用来讲营养，营养学界提出了“健康脂肪”的概念。所谓“健康脂肪”主要分为不饱和脂肪和饱和脂肪两类，不饱和脂肪包括单不饱和脂肪和多不饱和脂肪，这些脂肪对心脏健康和血液循环有益。而主要来源于动物性食物、富含胆固醇和饱和脂肪酸的食物，背负着“心脏杀手”的罪名，因为它们像堵塞厨房下水道一样堵塞了我们的动脉血管，过量摄入可能增加患心血管疾病的风险。然而，事实并非如此，动物脂肪作为人类饮食的要素之一长达数千年，有些国家或民族长期以胆固醇和动物脂肪作为主要的食物来源，而心脏病却罕见。

那么，又是什么原因导致了现代人心脑血管性疾病的高发病率和高致死率？其实，真的不能再让胆固醇和动物脂肪背锅了。现代医学证明：真正的罪魁祸首是含不饱和脂肪酸较多的植物油被氧化成了反式脂肪酸。

一、脂肪的基础知识

1. 脂肪的概念及分类

在讲述脂肪的概念之前，先介绍一下脂类的概念。脂类（脂质）是脂肪与类脂的总称，是构成人体的重要营养素之一。脂肪占脂类物质的绝大多数，95% 左右。脂肪与碳水化合物和蛋白质是为机体提供能量的三大产能营养素。但是我们也不能忽视占比仅为5%左右的小众，他们在人体内发挥着极为重要的生理功能。

2. 脂肪的结构

脂肪由甘油和脂肪酸组成，主要分布在腹腔、皮下和肌肉纤维之间。当一个人瘦成皮包骨的时候，意味着储存脂肪极少，会对生命造成极大威胁。随着机体能量摄入的改变，脂肪的储存量及分布也会发生改变。

脂肪的结构很完美，一个小身材的“躯干”（甘油）上长了3支“胳膊”（3个分子的脂肪酸），构成了脂肪的化学结构，又称为甘油三酯。甘油的分子比较简单，而脂肪酸的种类和长短却不相同。脂肪又可以根据“胳膊”上的脂肪酸是否含有不饱和键（双键）及双键的多少分为饱和脂肪酸、单不饱和脂肪酸和多不饱和脂肪酸，动物脂肪以含饱和脂肪酸为多，在室温中呈固态。相反，植物油则以含不饱和脂肪酸较多，在室温下呈液态。因此脂肪的性质和特点主要取决于脂肪酸，不同食物中的脂肪所含有的脂肪酸种类和含量不一样。

3. 脂肪的生理功能

脂肪有以下多个方面的生理功能。①储存并供给机体能量，人体在休息状态下，60%的能量来源于脂肪，体内1g脂肪可产生9kcal能量，脂肪细胞通过不断增大的方式储存脂肪。需要注意的是，脂肪为机体提供能量，但是脂肪不能为脑和神经细胞以及血细胞提供能量，也不能分解转化为葡萄糖为机体提供能量。②维持体温正常，脂肪可直接提供能量，皮下脂肪组织也有隔热和保温作用。③构成机体组织，是细胞膜的重要成分，细胞膜的结构完整是维持细胞功能的基础。④保护作用，脂肪组织在体内对器官有支撑作用。⑤内分泌作用，脂肪组织是人体最大的内分泌器官，在三大能源物质的代谢中发挥重要作用。脂肪组织既能够分泌对人体有益的细胞因子，比如调节进食的瘦素和脂联素（饱感和饥饿感的开关分子），又能分泌大量促炎症细胞因子，导致机体慢性炎症。⑥节约碳水化合物和蛋白质，比如蛋白质最主要的功能是构成机体的建筑材料、发挥酶的催化作用以及激素的调节作用，作为能源物质就相当于用宰牛的刀杀鸡。⑦增加饱腹感，当脂肪经胃进入十二指肠，十二指肠会派出一个饱感信号小兵（肠抑胃素）通过血液循环到达下丘脑（饱感中枢），下丘脑通过反馈调节机制发出饱感信号，抑制胃肠道的蠕动和排空。需要注意的是，下丘脑调节饱腹感有滞后效应，这就可以解释吃得快的人容易变胖，胖的人吃饭通常比较快。减慢吃饭速度是非常重要的行为干预措施。⑧其他作用，比如促进脂溶性维生素在肠道的吸收、供给必需脂肪酸、改善食物感官性状和促进食欲等。

4. 脂肪的消化吸收

人体摄入的大部分脂肪首先经唾液脂肪酶的初步消化，然后经胃进入小肠，经胆汁乳化成小颗粒，再经胰腺和小肠内分泌的脂肪酶将脂肪里的脂肪酸水解成游离脂肪酸和甘油单酯（偶尔也有完全水解成甘油和脂肪酸）。水解后的小分子，如甘油、短链和中链脂肪酸，被小肠吸收进入血液。甘油单酯和长链脂肪酸被小肠重吸收后，通过三条途径重新合成脂肪：①小肠途径，也称为一酰甘油途径，形成的甘油三酯或者胆固醇是脂溶性的，不能在血液中进行运输，需要组装或伪装（在双极性分子载脂蛋白和磷脂的作用下）成可溶性的脂蛋白的形式进行运输；②肝脏途径，合成能力最强，但不能存储脂肪，形成的是极低密度脂蛋白；③脂肪组织，是机体合成及存储脂肪的仓库。

脂类物质吸收后在体内的转运主要是通过脂蛋白实现的，根据构成脂蛋白的四种成分（蛋白质、磷脂、甘油三酯、胆固醇）的比例不同，脂蛋白有 4 种存在形式，分别为乳糜微粒、VLDL、LDL 和高密度脂蛋白（HDL）。

5. 脂代谢异常

上述 4 种类型的脂蛋白，如果其构成成分（蛋白质、磷脂、甘油三酯、胆固醇）的比例发生了一定程度的改变，可能会对健康造成一定的影响。如果 VLDL 中的甘油三酯占比较大（55% ～ 65%），所表现出的异常称为高甘油三酯血症。如果 VLD 中的甘油三酯占比较小，胆固醇的比例较高，导致 LDL 出现异常，所表现的异常称为高胆固醇血症。随着甘油三酯在脂蛋白中的含量越来越低，胆固醇的含量越来越高，但是，脂蛋白的转运方向发生了变化，表现为从肝外向肝内转运，并且扮演着血管“清道夫”的角色，这种情况下的脂蛋白又赋予了一个新的名称——HDL，HDL 的含量降低，所表现出的异常称为低高密度脂蛋白血症。

二、脂肪酸

1. 脂肪酸的分类

脂肪酸可分为两类：一类是分子内不带碳 – 碳双键的饱和脂肪酸，如硬脂酸、软脂酸等；另一类是分子内带有一个或几个碳 – 碳双键的不饱和脂肪酸，最常见的有油酸，油酸的碳链中只有一个碳 – 碳双键，所以又叫单不饱和脂肪酸。一般脂肪酸化合物的碳链都较短，其长度一般在 18 ～ 36 个碳原子，最少的就是 12 个碳原子，如月桂酸。生物体内脂肪酸的碳原子数大多是偶数，极少含有奇数碳原子，尤其是在高等动植物体内主要存在 12 个碳原子以上的高级脂肪酸，一般在 14 ～ 24 个碳原子，以 16 和 18 碳脂肪酸最为常见。

一定量的饱和脂肪酸对机体有益，但摄入量过高，可导致血胆固醇、甘油三酯、低密度脂蛋白胆固醇升高，引起动脉管腔狭窄，形成动脉粥样硬化，增加患冠心病的风险。

不饱和脂肪酸主要包括单不饱和脂肪酸和多不饱和脂肪酸，都对人体健康有很大益处。人体所需的必需脂肪酸，就是多不饱和脂肪酸，可以合成DHA、EPA、花生四烯酸，它们在体内具有降血脂、改善血液循环、抑制血小板聚集、阻抑动脉粥样硬化斑块和血栓形成等功效，对心脑血管病有良好的防治效果。DHA亦可提高儿童的学习技能，增强记忆。单不饱和脂肪酸可以降低血胆固醇、甘油三酯和低密度脂蛋白胆固醇。虽然不饱和脂肪酸虽然益处很多，但易产生脂质过氧化反应，从而产生自由基和活性氧等物质，对细胞和组织可造成一定的损伤。

2. 必需脂肪酸

必需脂肪酸是指人体维持机体正常代谢不可缺少而自身又不能合成或合成速度慢无法满足机体需要，必须通过食物供给的多不饱和脂肪酸。必需脂肪酸主要包括两种，一种是 ω–3 脂肪酸的 α–亚麻酸，一种是 ω–6 脂肪酸的亚油酸。亚油酸的衍生物是某些前列腺素的前体，只要能供给足够量的亚油酸，人体就能合成所需要的其他 ω–6 脂肪酸。亚麻酸可衍生为EPA和DHA。

EPA和DHA的主要作用表现为：①促进大脑及视网膜的发育；②降低机体炎症反应；③降血压；④抑制血小板凝聚、防止血栓形成、降低血脂，防治冠心病。

必需脂肪酸的生理功能包括：①构成磷脂的重要组成部分；②作为合成前列腺素的前体；③促进胆固醇的转运与代谢；④参与动物精子的组成；⑤预防辐射损害，保护视力；⑥必需脂肪酸缺乏可导致生长迟缓、生殖障碍、皮肤损伤（皮疹等），以及肾脏、肝脏、神经和视觉方面的损害。

3. 脂肪酸摄入的注意事项

脂肪酸对健康既有利又有害，因此在摄入时要注意以下几点：①饱和脂肪酸要少吃，猪油、黄油、牛油、椰子油、棕榈油中饱和脂肪酸占比较高，其耐热性较好，常被用来加工面点、煎炸食品，打造酥脆口感，但所含胆固醇较多，过多食用不利于心脑血管健康；②单不饱和脂肪酸适量吃，橄榄油、茶籽油的主要成分是单不饱和脂肪酸，花生油、芝麻油、米糠油、低芥酸菜籽油也含一些，适量摄入这类脂肪利于降血脂、抗血凝、延缓动脉粥样斑块的形成；③多不饱和脂肪酸要刻意吃，亚油酸、EPA、DHA 等多不饱和脂肪酸有利于降低血液胆固醇，预防动脉粥样硬化，人体自身无法合成或合成很少，必须从大豆油、玉米油、葵花籽油、小麦胚芽油以及吃肉质较肥的鱼类等食物中获得。值得提醒的是，即使一些食用油存在健康益处，仍要控制总摄入量，每日在 25 ～ 30g 之间。

三、反式脂肪酸

1. 反式脂肪酸的概念

反式脂肪酸是含有反式非共轭双键结构不饱和脂肪酸的总称。如果与不饱和脂肪酸碳 - 碳双键上 2 个碳原子结合的 2 个氢原子在碳链的同侧，空间构象呈弯曲状，则称为顺式不饱和脂肪酸，这也是自然界绝大多数不饱和脂肪酸的存在形式。反之，如果与双键上 2 个碳原子结合的 2 个氢原子分别在碳链的两侧，空间构象呈线性，则称为反式不饱和脂肪酸。

2. 反式脂肪酸的来源及用途

反式脂肪酸主要来自植物油的氢化。以不饱和脂肪酸为主的植物油在加压和镍等催化剂的作用下加氢硬化，从液态的不饱和脂肪酸变成固态或半固态的饱和脂肪酸。但在处理过程中，植物油中一部分不饱和脂肪酸从天然构架顺式不饱和脂肪酸转变成了反式不饱和脂肪酸。不饱和脂肪酸氢化时产生的反式脂肪酸因加工工艺不同有很大波动，一般占油脂含量的 8% ～ 70%。氢化植物油比普通植物油熔点和烟点高，室温下能保持固态形状，可以保持食物外形美观，制作油炸食品时油烟也少。由于氢化稳定性好，可以防止变质，因此使得运输和储存更加便利。此外，它还能够增加食品的口感和美味，成本更加低廉。

天然植物油在进行精炼脱臭处理时，多不饱和脂肪酸中的二烯酸酯和三烯酸酯会发生热聚合反应，发生反式异构化，产生反式脂肪酸。氢化油和精炼植物油中产生的反式脂肪酸被统称为 IP- 反式脂肪酸。日常生活的烹调过程中，尤其是油炸、煎烤时，植物油中的顺式脂肪酸在高温受热后也可以部分转变为反式脂肪酸，但量很少。

氢化植物油具有价格低廉、易成型、溶解度好、起酥性好、延长“货架期”等特点，导致其广泛存在于各类产品中，比如植物奶油、起酥油、人造黄油和植脂末等。含氢化植物油的产品更广泛存在于各种食品中，比如饼干、糕点、冰激凌、面包、蛋糕、咖啡伴侣等。

3. 反式脂肪酸的健康危害

反式脂肪酸的健康危害主要体现在：①胎儿或婴儿可以通过胎盘或乳汁被动摄入反式脂肪酸，易导致必需脂肪酸缺乏，影响胎儿和婴儿的生长发育；②影响中枢神经系统，青少年中枢神经系统的生长发育受到影响，老年人患阿尔茨海默病的风险增加；③减少男性荷尔蒙的分泌，对精子的活跃性产生负面影响，中断精子在身体内的反应过程，影响生育；④增加人体血液的黏稠度，导致血栓的形成，心脑血管疾病的风险增加；⑤反式脂肪酸不容易被人体消化，容易在腹部积累，导致肥胖；⑥易导致氧化型低密度脂蛋白胆固醇的含量增加，增加动脉粥样硬化的发生风险；⑦导致机体氧化水平增强，自由基大量产生，增加肿瘤和癌症的发生风险；⑧导致胰岛素抵抗，患糖尿病的风险增加。

四、脂肪与健康的关系

1. 脂肪过多过少都不利于健康

高血脂俗称为“沉默的杀手”，堵塞了血管会导致动脉硬化，而动脉硬化是多种疾病的共同土壤，比如高血压、脂肪肝、糖尿病、冠心病、脑卒中、高尿酸血症、胆结石、阿尔茨海默病、男性功能障碍等。

但是，脂类通常与蛋白质、维生素、矿物质等共存于动物性膳食中，过分限制脂类，有可能同时限制了其他有益营养素的摄入。发表在权威医学杂志《柳叶刀》上的一项前瞻性研究显示：脂肪摄入最多的人群（脂肪摄入占膳食总热量的35%），死亡率比脂肪摄入较少的人（脂肪摄入占总热量的10%）低23%。各种心血管疾病的发病率基本相当，甚至脂肪摄入较多的人群中风的概率更小。

2. 胆固醇是一把双刃剑

很多人觉得胆固醇是彻头彻尾的“害虫”，要尽全力将它清除掉。但令人意想不到的是，它对我们的身体也有着很重要的作用。

人体总胆固醇指的是人血液中胆固醇总含量。通常将结合到高密度脂蛋白上的胆固醇称作高密度脂蛋白胆固醇，将结合到低密度脂蛋白上的胆固醇称作低密度脂蛋白胆固醇。之所以将其称为“坏”胆固醇，因为它就像一辆卡车，可以拉着胆固醇这块“大石头”进入血管，当这些“大石头”在血管壁中越积越多时，就会导致血管变窄，使富含氧气的血液在全身流动变慢。其次，它会导致血凝块（血栓）的产生，血栓就像一颗定时炸弹，会不定时破裂，阻碍血液流动，导致心脏病发作或中风。之所以将高密度脂蛋白胆固醇称为“好”胆固醇，是因为它将有害的胆固醇运回肝脏，有害的胆固醇在肝脏被分解并从体内排出。

不过，胆固醇的好坏一直存在着各种争论。近期的一些研究发现：胆固醇越高不一定越好，更可能增加过早死亡的风险。在一项新的大规模流行病研究中，研究人员发现高水平和低水平的高密度脂蛋白胆固醇可能会增加人过早死亡的风险，而中间水平的高密度脂蛋白胆固醇可能延长寿命。一项来自东芬兰大学的新研究发现每天吃一个鸡蛋或者摄入大量胆固醇与患痴呆或阿尔茨海默病并没有联系。

五、脂类摄入需要注意的问题

从维持健康的角度，在摄入的“质”与“量”上还是需要注意一些问题：①脂类物质的能量占总能量摄入的 20% ～ 30% 为宜，其中饱和脂肪酸低于 10%，胆固醇摄入量低于 300mg/d（1 个鸡蛋的胆固醇含量约 250mg）；②各种脂肪酸的摄入比例也要合理，饱和脂肪酸、单不饱和脂肪酸、多不饱和脂肪酸的比例为 1 ∶ 1 ∶ 1 较为合理；③注意隐性脂肪（动物内脏、坚果、油炸食品以及氢化油等）的摄入，动物内脏富含胆固醇，油炸食品能量翻倍，有害物质大大增加，反式脂肪酸作为健康杀手，大多隐藏在氢化植物油烹调或烘焙的食物中。

（唐成武　沈嘉怡）

第四节 矿物质与健康

人体中含有的各种元素，除了碳、氧、氢、氮等主要以有机物的形式存在以外，其余有 60 多种元素统称为矿物质。

矿物质包含常量元素和微量元素。常量元素是指体内含量大于 0.01% 的矿物质，如钙、镁、钾、钠、磷、硫、氯七种元素，占人体总矿物质的 60% ～ 80%。微量元素是指含量小于体重 0.01% 的矿物质，微量营养素可分为不可缺少的必需微量元素（铁、锌、碘、硒、铜、铬、钼、钴）、可能必需元素（锰、硅、镍、硼、矾）和具有潜在毒性但低剂量可能具有功能性作用的元素（氟、铅、镉、汞、砷、铝、锡和锂）。微量元素具有“双重效应”，即摄入不足或过量均可引起相应疾病。

矿物质在体内不能自行合成，必须由外界环境供给。虽然矿物质在人体内的总量不及体重的 5%，也不能提供能量，但是它们在人体组织中发挥重要的生理功能。

一、矿物质的特征与功能

矿物质的主要特征包括：①体内不能合成；②可通过天然水途径获取；③体内分布极不均匀；④矿物质之间存在协同或拮抗作用；⑤有些元素安全剂量范围比较窄。

矿物质的主要功能包括：①构成机体组织成分；②维持渗透压；③维持机体的酸碱平衡；④维持神经和肌肉的兴奋性以及细胞膜的通透性；⑤构成体内生理活性物质（构成酶、激素和维生素）；⑥参与机体调控和核酸代谢。

矿物质与疾病的关系大致可以归为两类：一类是营养缺乏型，另一类是生物地球化学型。营养缺乏型的特点：①多为阳离子，比如锌、铁和钙；②在食物中的生物利用率较低；③膳食中毒的可能性较小；④以谷物和蔬菜为主要膳食来源的人群易缺乏。生物地球化学性的特点：①多为阴离子，比如碘、硒和氟；②吸收率高；③主要是因为元素在土壤中的分布不均匀，导致经食物和水摄入的不均匀，最终导致机体出现缺乏或中毒症状。

二、钙与健康

1. 钙的基础知识

钙是人体内含量最多的一种无机元素，占体重的 1.5% ～ 2.0%。正常人体内含有 1000 ～ 1200g 的钙，其中 99% 的钙集中在骨骼和牙齿中（存在形式为羟基磷灰石），1% 分布于体液和软组织中（游离或结合的形式）。

钙的生理功能主要包括：①构成骨骼和牙齿；②维持神经与肌肉活动（维持其兴奋性、神经冲动的传导和心脏的搏动等）；③调节机体酶的活性；④参与凝血过程；⑤参与激素分泌；⑥维持体液酸碱平衡；⑦维持细胞膜的稳定性。

对于一个成年人来讲，机体每天吸收的钙与排出的钙处于平衡。成年人每天大概需要从食物中摄入 1000mg 的钙，进入肠道后，大概吸收约为 300mg 入血，称为血钙。每天肠道黏膜细胞脱落，也会有部分钙进入肠道，约 200mg，其中约 150mg 随粪便排出体外，还有约 50mg 被重吸收进入血液，参与血钙的形成。进入血液中的血钙和骨骼之间存在一种平衡，如果是一个成年人，每天骨沉积的钙约为 500mg，骨溶解的钙约为 500mg。另外，血液中的钙和组织间液之间也存在一种平衡，最后代谢产生的钙约有 150mg 通过尿液排出体外。

钙缺失可能对健康造成的损害：①婴幼儿缺乏表现为佝偻病；②成年人缺乏表现为骨质软化，尤其是孕妇、哺乳期妇女，初期表现腰、腿疼，孕妇牙齿松动、骨盆变形、难产等；③中老年人表现为骨质疏松，老年人由于肝肾功能降低、胃和肠吸收欠佳、户外活动减少，可能会导致严重骨折。

钙过量可能对健康造成的损害：①患肾结石的危险性增加；②干扰其他物质（如铁、锌、镁、磷）的吸收与利用；③导致奶碱综合征，奶碱综合征是高血钙症或伴有代谢性碱中毒和肾功能不全的综合征。

影响钙平衡的因素主要包含两个方面：一是机体因素，如血钙水平、女性绝经、酸中毒、甲状腺素和肾上腺皮质激素水平；二是膳食因素，如钠和蛋白质的摄入等。

2. 钙与糖尿病

钙稳态在胰岛素抵抗和分泌中起着重要作用。糖尿病患者的钙稳态受损，可导致红细胞、心肌、血小板和骨骼肌中的细胞调节缺陷，也可能导致各种血管并发症的发生。一项系统评价性研究提示钙和维生素 D 水平的变化与 2 型糖尿病的发生和发展有关，维生素 D 和钙不足可能会对血糖产生负面影响，而这两种营养素的联合补充可能有利于优化糖代谢。葡萄糖耐受不良和 2 型糖尿病患者通常存在胰岛 β 细胞功能缺陷、胰岛素抵抗和全身性炎症。维生素 D 和钙影响相关机制及其证据如下。

体内充足的维生素 D 和钙可从 3 个方面改善胰岛 β 细胞的功能。其一，维生素 D 直接影响胰岛素的分泌，相关证据包括：①胰岛 β 细胞中存在特定的维生素 D 受体；②胰岛细胞中存在 1–α–羟化酶的表达；③缺乏功能性维生素 D 受体的小鼠胰岛素分泌反应受损；④人胰岛素基因启动子中存在维生素 D 反应元件；⑤体外和体内实验表明 1,25–二羟基维生素 D 缺乏介导的人胰岛素基因的转录激活损害葡萄糖调节的大鼠胰岛 β 细胞的胰岛素分泌，补充维生素 D 可以恢复动物的胰岛素分泌。其二，维生素 D 间接影响胰岛素的分泌，相关证据包括：①维生素 D 有助于细胞外钙的正常化，以确保通过细胞膜正常的钙通量以及充足的胞内钙离子浓度；②通过调节钙结合蛋白调节胰岛 β 细胞中的钙通量和钙离子浓度。其三，钙影响胰岛素的分泌，相关证据包括：①胰岛素分泌是钙依赖的过程，钙通量的改变会对胰岛素分泌产生不良影响；②单纯补钙可使维生素 D 缺乏大鼠的糖耐量和胰岛素分泌正常化；③在无糖尿病的人群中，低钙血症与胰岛素释放障碍有关；④在糖尿病患者中，口服钙负荷增加葡萄糖诱导的胰岛素分泌；⑤对 1,25–二羟基维生素 D 有抵抗的患者只有在低钙血症时才会出现胰岛素分泌异常。

体内充足的维生素 D 和钙可从 3 个方面改善胰岛素的功能。其一，维生素 D 直接影响胰岛素的作用，相关证据包括：① 1,25–二羟基维生素 D 水平与肌肉减少症呈负相关；②骨骼肌中存在维生素 D 受体；③维生素 D 刺激胰岛素受体的表达，增强胰岛素在体外葡萄糖转运中的反应性；④维生素 D 直接激活过氧化物酶体增殖激活因子受体–δ，这是一种涉及骨骼肌和脂肪组织中脂肪酸代谢调节的转录因子。其二，维生素 D 间接影响胰岛素的作用，维生素 D 有助于细胞外钙的正常化，以确保通过细胞膜正常的钙通量以及充足的胞内钙离子浓度。其三，钙影响胰岛素的作用，相关证据包括：①钙是胰岛素反应性组织（如骨骼肌和脂肪组织）中胰岛素介导的细胞内过程所必需的，而最佳胰岛素功能所需的钙离子浓度范围非常窄；②主要胰岛素靶组织中钙离子浓度的改变有助于胰岛素作用的改变，胰岛素受体磷酸化受损是一个钙依赖的过程，导致胰岛素信号转导受损和 GLUT-4 活性降低；③钙离子浓度的改变调节脂肪细胞代谢，可能通过增加新生脂肪生成促进甘油三酯的积累，并且无法抑制胰岛素介导的脂肪分解导致脂肪堆积；④ 2 型糖尿病患者表现出细胞钙稳态受损，包括骨骼肌、脂肪细胞和肝脏缺陷。

体内充足的维生素 D 和钙可从两个方面改善全身炎症。其一，维生素 D 影响细胞因子的水平，相关证据包括：①维生素 D 与细胞因子基因启动子区域的维生素 D 反应元件相互作用，干扰参与细胞因子生成和作用的核转录因子；②维生素 D 可以下调 NF-kB 的激活，NF-kB 是编码与胰岛素抵抗有关的促炎细胞因子的基因的重要调节因子；③维生素 D 通过上调钙结合蛋白的表达来干扰细胞因子的产生，钙结合蛋白是一种存在于包括胰岛 β 细胞在内的许多组织中的胞质钙结合蛋白，钙结合蛋白已被证明可以保护细胞因子诱导的细胞凋亡，细胞因子诱导的细胞凋亡可能发生在胞质游离钙离子浓度升高后。其二，钙也影响细胞因子的功能，钙离子浓度的改变可能导致细胞因子诱导的细胞凋亡。

维生素 D 与钙或乳制品摄入量的低水平与 2 型糖尿病或代谢综合征的患病率之间存在中度的关联性。一项研究分析了血清 1,25- 二羟基维生素 D 水平与代谢综合征和 2 型糖尿病的患病率，显示维生素 D 与钙的联合摄入量与 2 型糖尿病或代谢综合征的发生率呈负相关，高血糖也影响维生素 D 和钙的代谢，而补充这两种营养物质对葡萄糖代谢显示出有益的影响。

一项研究结果显示，与非糖尿病对照组相比，糖尿病患者的血清钙水平显著降低。血糖水平升高与血清钙水平呈负相关。另一项横断面研究评估了 40 名 2 型糖尿病患者和健康对照组的血清钙和糖化血红蛋白（glycated hemoglobin，HbA1c）水平，结果显示，与 HbA1c 水平正常的对照组相比，Hb1Ac 水平升高的糖尿病组血清钙水平明显下降，这种负相关关系表明：与对照组相比，控制不良的糖尿病患者存在发生低钙血症的风险。

三、镁与健康

1. 镁的基础知识

镁是细胞内第二多的阳离子和体内第四多的阳离子。体内镁的含量大约为23g，其中50%～60%位于骨骼中。镁很容易在胃肠道中被吸收。镁的吸收部分受到维生素D活性的影响。镁跨细胞膜转运的速率在不同细胞类型中不同，其中在心脏、肝脏和肾脏中速率较高，在骨骼肌、红细胞和脑中的速率较低。在健康成年人中，总血清镁范围在0.7～1.1mmol/L之间，其中约20%与蛋白质结合，65%以离子态存在，其余的与各种阴离子（如磷酸盐和柠檬酸盐）结合。

镁在机体中发挥多种重要的生理学作用，比如细胞能量代谢，蛋白质、碳水化合物和脂肪的利用，细胞复制和蛋白质合成，以及加强细胞膜的结构等。镁电位影响心肌收缩力以及离子的运动，如钠、钾和钙的跨肌膜运动，进而影响心血管系统。镁还有助于传递神经信号并帮助肌肉放松。镁在免疫反应中也起关键作用，是免疫应答过程中重要的辅因子。

镁的膳食来源包括可可、坚果、未研磨的谷物、豆类和绿叶蔬菜。为了维持身体健康，对于成年人来说，镁的推荐膳食摄入量可达到420mg/d，糖尿病患者镁的合理补充量为450mg/d。镁的缺乏常见于3种情况，包括镁在肠道的吸收减少、尿中镁丢失的增加和镁在细胞内的移位。糖尿病酸中毒（酮症酸中毒）也是糖尿病患者镁缺乏的常见原因。镁的缺乏也与糖尿病的并发症有关，特别是视网膜病变。镁缺乏的常见症状包括嘴唇灼烧感、肌肉痉挛、疲劳、皮肤干燥、焦虑/紧张、头痛、抑郁和记忆丧失等。

2. 镁与糖尿病

镁代谢与糖代谢之间存在相互影响，血糖浓度同血镁呈负相关，糖尿病患者血清镁比正常人低，尿镁比正常人高，可能与高血糖造成渗透性利尿使镁排出增加，而低镁反过来影响胰岛素的合成与分泌，缺镁与糖尿病之间存在恶性循环。缺镁可能导致患者对胰岛素不敏感，食物中补充镁离子后，胰岛素分泌功能和胰岛素的敏感性得到改善。其主要原因是，当胰腺释放胰岛素时，镁可确保胰岛素受体结合位点暴露，进而胰岛素可以帮助葡萄糖顺利进入细胞内。研究表明，镁除了具有抗糖尿病的特性，还具有抗肥胖的作用，可改善存在2型糖尿病风险的肥胖患者的胰岛素敏感性。

四、铁与健康

1. 铁的基础知识

铁是地球上含量最丰富的元素。它是一种微量营养素，其每日毫克量的摄入量足以维持正常人的健康。尽管膳食需求量如此低，但因营养不良导致的铁缺乏症也是全球性的健康问题。

一个普通成年人体内约有 4g 铁的含量，其中约 50%储存在血红蛋白内，25%储存在肝脏内，其余以肌红蛋白和其他含铁蛋白质的形式存在。膳食铁在靠近胃十二指肠的近端小肠内被吸收。铁的吸收方式涉及 3 种机制：①通过转运蛋白及通过改变铁的氧化状态方便运输过程的辅酶进行跨膜转运；②通过血红蛋白进行铁的摄取，这是铁吸收最有效的手段；③通过黏蛋白整合素转铁蛋白通路，在这条通路中，饮食中的非血红素铁（元素铁）溶解在胃和十二指肠腔内，通过十二指肠细胞色素 b 将三价铁转化为二价铁。二价铁通过一种称为 12– 跨膜区段蛋白质进行跨细胞膜转运。

铁一旦被内化，则作为铁蛋白储存在细胞质中，或通过称为铁蛋白 1 的铁分泌蛋白质输出到血浆中。二价铁在基底膜上的扩散受到这种蛋白质的助力作用。然后三价铁在血浆中与脱铁转铁蛋白结合，形成三价铁 – 转铁蛋白复合物，这是铁存在于血液中的主要形式。三价铁 – 转铁蛋白复合物在肝脏、视网膜、睾丸和大脑中的存在和合成确保了铁能顺利输送到这些器官内。

铁是肺内的氧气从血液向组织输送过程中的重要元素。它存在于血红蛋白内。肌肉中的肌红蛋白也含有铁，储存的氧气供肌肉收缩时使用。在参与能量产生的部分细胞中发现有铁。铁也是几种酶（如琥珀酸脱氢酶、过氧化氢酶和细胞色素）的辅因子。

肉是铁的最佳来源。富含铁的植物性食物有豆类、全麦和铁强化面包、绿叶蔬菜、坚果和干果。儿童和成年人的铁推荐膳食摄入量分别为 9mg/d 和 15mg/d。缺铁是导致月经失血过多的常见原因。铁缺乏的负面影响主要是因氧传递到组织受损和各种组织中含铁酶的活性受损，导致贫血、免疫功能受损，以及能量水平和身体活动能力的降低。铁毒性通常是由于铁负荷，铁负荷是因器官内铁的进入途径、铁聚积的主要组织部位，以及导致负荷的其他原因等引起的。铁负荷导致铁基自由基反应的产生，这种氧化应激导致了糖尿病、癌症、激素异常、免疫系统功能障碍、脑损伤、动脉粥样硬化和相关心血管疾病的发展。

2. 铁与糖尿病

铁代谢与 2 型糖尿病之间呈双向的关系。铁影响糖代谢，葡萄糖代谢也影响几种铁代谢途径。胰岛素作为同化激素可刺激细胞摄取多种营养物质，包括己糖、氨基酸、阳离子和阴离子。研究表明胰岛素能快速并显著地刺激脂肪细胞对铁的吸收，并将转铁蛋白受体从细胞内膜重新分配至细胞表面。胰岛素也负责铁蛋白的合成，铁也影响胰岛素的作用。铁能干扰胰岛素对肝脏产生葡萄糖的抑制作用。铁存储的增加会影响肝脏排泄和胰岛素的代谢，导致外周高胰岛素血症。在铁负荷的条件下，出现的最早和最常见的异常是肝胰岛素抵抗。铁负荷也能影响骨骼肌的胰岛素作用，骨骼肌是胰岛素作用的主要效应器。

铁与氧化应激密切相关。铁通过芬顿反应，参与能诱导脂质过氧化反应的高毒性自由基的形成，如氢氧化物和超氧化物阴离子。氧化应激和炎性细胞因子通过放大和增强上游事件影响铁代谢与 2 型糖尿病之间的关系。氧化应激通过减少胰岛素内化和增加铁蛋白合成来诱导胰岛素抵抗。铁必须是游离态的形式才能作为促氧化剂。通过降低将三价铁转化为二价铁的还原剂的作用，铁可以从铁蛋白中释放出来。转铁蛋白的糖基化可降低其结合亚铁的能力，并通过增加游离铁来刺激铁蛋白的合成。另外，糖化铁饱和的转铁蛋白可以促进游离氧自由基的生成，来进一步放大铁的氧化作用。与此同时，细胞因子引起细胞表面转运受体的增加，有利于铁在组织内的沉积和胰岛素抵抗。这些相互作用的临床影响取决于遗传易感性以及一些密切的相关信号网络的作用。储存铁的增加可以预测 2 型糖尿病的发展，而铁的消耗是具有保护性的。

铁诱导的损伤也可能导致慢性糖尿病并发症的发展。催化铁的一般作用是将低反应性的自由基转化为高反应性的自由基。自由基和其他氧化副产物会损害血管舒张的机制，并引起内皮细胞消耗内源性抗氧化剂，如抗坏血酸。铁的螯合作用阻断了低密度脂蛋白的氧化，从血红素和铁蛋白中释放出的铁有利于该脂蛋白的氧化。增加的铁利用导致大血管疾病的发生，主要是因为铁对内皮细胞有不良影响，并能加速动脉粥样硬化的发展。铁蛋白的基因表达在动脉粥样硬化斑块形成过程中增加。铁的消耗有益于冠状动脉反应、内皮功能障碍、胰岛素分泌、胰岛素作用和 2 型糖尿病患者的代谢控制。

虽然铁不一定具有直接降低血糖水平的机制，但它具有改善与糖尿病并发症相关的继发并发症的作用。最近研究表明，铁能下调一些基因的表达，减少细胞活性氧、组织损伤、脂质潴留和炎症。这表明铁可以作为抵抗与糖尿病相关的炎症和动脉粥样硬化症的治疗药剂。

五、锌与健康

1. 锌的基础知识

锌也是一种重要的膳食营养素，体内仅需要少量的锌就可以维持机体健康。它是生物体内含量次于铁的过渡金属，也是出现在所有酶类的过渡金属。

锌经胃肠道吸收，大约有 3g 的锌分布在整个人体内。在血浆中，60%的锌与白蛋白结合，10%的锌与转铁蛋白结合并转运。转铁蛋白也负责铁的运输，因此过量的铁可以减少锌的吸收，反之亦然。血浆中锌的浓度一般维持在理想水平。锌也以金属硫蛋白的形式存储备用。大多数锌分布在脑、肌肉、骨骼、肾脏、肝脏、眼睛和臀部，其中在前列腺和眼睛中锌的浓度最高。

锌是参与催化、结构和调节作用的酶中的重要元素。锌指现象阐明了锌在基因表达、内分泌功能、DNA 合成和修复、RNA 合成和细胞分裂中的作用。锌也在细胞增殖、细胞分化、细胞凋亡和蛋白质合成中起着重要作用。锌通过刺激骨细胞中的 DNA 合成，来增强维生素 D 对骨代谢的影响，从而对生长和发育起了积极的作用。锌在软骨发育、大脑生长发育、身体发育和整体发育的过程中也至关重要。

锌在免疫功能、性功能和神经感觉功能（如认知能力和视力）上发挥重要的调节作用。锌与激素（如生长调节素 C、骨钙素、睾酮、甲状腺激素和胰岛素）相互作用。锌在胰岛素代谢、精子发生和类固醇发生、神经发生、突触发生和神经元生长中起重要作用。

锌元素食物来源非常广泛，但各种食物所含锌的差异较大，可以相差上百倍左右。海产品中锌含量可以高达 100mg/100g，蔬菜、水果类的植物性食物当中含锌量比较低一些，大多数在 1mg/100g 以下。肉干、淡水鱼等动物性食物中也有一定的含量，是 2 ～ 5mg/100g。

2. 锌与代谢

锌参与碳水化合物、脂质和蛋白质的代谢。锌通过几种机制在葡萄糖和脂质代谢中发挥胰岛素样活性的作用。其一，锌扮演细胞外信号识别、第二信使代谢、蛋白激酶活性、蛋白磷酸化和转录因子调节中信号分子的角色。作为细胞中的信使，锌起着控制胰岛素的信号通路和体内葡萄糖平衡的作用。锌发挥作用是通过抑制蛋白质酪氨酸磷酸酶的活性、增加胰岛素受体的去磷酸化作用和激活其信号级联反应而实现的。其二，锌还刺激葡萄糖的摄取、脂肪细胞的脂肪生成、胰岛素 / 胰岛素样生长因子 –1 受体和胰岛素受体底物 –1 的酪氨酸磷酸化。其三，锌还抑制蛋白酪氨酸磷酸酶，进而导致随后丝裂原激活蛋白激酶（mitogen-activated protein kinases，MAPKs）的激活。MAPKs 包括细胞外信号调节激酶 1 和 2，c–Jun N– 末端激酶和 p38。激活的 MAPKs 通过抑制糖原合成酶激酶 –3 来增加糖原的合成。上述这些过程缓解了糖尿病状态下的血糖累积。

锌在碳水化合物代谢中起着重要作用，主要是影响碳水化合物代谢相关的酶，包括碳酸酐酶、碱性磷酸酶、乙醇脱氢酶、胰腺羧肽酶 A 和 B、乳酸脱氢酶、谷氨酸脱氢酶、甘油醛 –3– 磷酸脱氢酶和麦芽糖脱氢酶等。

六、铬与健康

1. 铬的基础知识

铬是地壳中最常见的元素之一，它以金属、三价和六价氧化态形式的铬存在。三价铬是最天然的存在形式，具有高毒性。1955 年发现铬作为一种必需的微量金属，当用于食物和营养补充剂时，它作为一种极低毒性的必需营养素使用。铬在人体不能合成，需要通过膳食补充。铬通过植物的根被吸收，并储存作为一种生物活性有机复合物——葡萄糖耐量因子。一旦铬被摄取和被吸收，就会分布到身体的各种组织，但其代谢方式尚不清楚。铬主要集中在肾脏、肌肉和肝脏里，在这些组织中铬的浓度范围为 0.02 ～ 0.04 μ g/g。

啤酒酵母似乎是铬最丰富的来源，其次是黑胡椒、小麦胚芽、黑麦面包、蘑菇、梅、葡萄酒和啤酒。大多数肉类、新鲜水果和奶酪都是铬的良好来源。谷物不是铬较为理想的来源，且所含的铬随着谷物深加工而逐渐减少。对于糖尿病患者来说，补充铬的合理量为 200mg/d。为了保持良好的身体健康状况，儿童和成年人的铬推荐膳食摄入量分别为 15mg/d 和 30mg/d。

2. 铬与糖尿病

从机制上，免疫细胞产生的促炎细胞因子和脂肪细胞是糖尿病发展的致病因素已经得到公认。研究发现，铬是正常的脂质和碳水化合物代谢所必需的，其主要作用是维持正常的血清胆固醇水平、控制胰岛素的产生、调节血糖以及人体的分解代谢。铬也有助于蛋白质合成以及提高免疫力的功效。某些铬化合物目前正被用于预防记忆力丧失和阻止因阿尔茨海默病引起的退行性病变。

大量的研究发现，铬可以通过降低胰岛素抵抗来有效地改善葡萄糖耐量。早期的一项研究表明，适当地补充铬以剂量依赖的方式改善 2 型糖尿病患者的血糖、胰岛素、胆固醇和 HbA1C 水平。铬可以改善低血糖、高血糖、糖尿病和高脂血症患者的葡萄糖 / 胰岛素水平，但对对照组无明显影响。铬还通过增加胰岛素敏感性、β 细胞敏感性和胰岛素内化来改善胰岛素结合、受体数量和胰岛素受体酶的活性。

一个系统评价纳入了 14 项相关研究，评估铬在高血糖和糖尿病炎症生物标志物中的潜在作用。符合条件的研究均为体外、动物和人体研究。细胞系研究已证明铬在高血糖处理的 U937 单核细胞中具有抗炎作用。在大多数动物研究中，铬的抗炎特性已经得到证实，如铬可降低 IL-6、TNF-α、超敏 C 反应蛋白、单核细胞趋化蛋白 -1 和细胞间黏附分子的水平。关于铬缺乏与炎症之间的关系的人群试验研究证据有限。

铬调蛋白，通常也称为寡肽低分子量铬结合物（also known as low-molecular-weight chromium-binding substance，LMWCr），推测在哺乳动物胰岛素信号转导和铬转运中发挥作用。LMWCr 是由甘氨酸、半胱氨酸、谷氨酸和天冬氨酸组成的。铬与 LMWCr 之间的相互作用以及这种复合物影响胰岛素代谢的方式已有较为完善的证据记录。铬的主要载体蛋白是转铁蛋白。转铁蛋白在将铬从血液向 LMWCr 的运送中发挥了至关重要的作用。胰岛素刺激后，转铁蛋白受体向胰岛素不敏感细胞的细胞膜迁移是该过程的第一步。含有血浆铬的转铁蛋白与转铁蛋白受体结合，并通过胞吞作用而内化。通过 ATP 驱动的质子泵降低了内化囊泡的 pH 值，铬从转铁蛋白中释放出来，推测所产生的游离铬被 LMWCr 螯合。在该过程中，铬从转铁蛋白转移到 LMWCr，LMWCr 通常存在于处于非活化状态的胰岛素依赖型细胞中。与铬离子结合将无活性 LMWCr 转化为其全酶形式（活化状态）。据推测，当 LMWCr 与胰岛素激活的胰岛素受体结合，导致其酪氨酸激酶的活化，LMWCr 作为胰岛素信号放大系统的一部分而发挥作用。该过程的结果是胰岛素受体激酶的激活和胰岛素作用的增强。重要的是，没有结合铬或在其他金属离子存在下的 LMWCr 不能有效地激活胰岛素依赖型激酶的活性，因而也不能有效地增强胰岛素的作用。

铬抑制磷酸酪氨酸磷酸酶，该酶所起的作用是导致磷酸盐从胰岛素受体中裂解出，从而导致胰岛素敏感性降低。胰岛素受体激酶的活化和胰岛素受体磷酸酶的抑制增加了胰岛素受体的磷酸化和胰岛素敏感性。激酶和磷酸酶活性之间的平衡促进了胰岛素快速转运葡萄糖进入细胞。另外，铬还可增强胰岛素的结合、内化和 β 细胞的敏感性。

因此，铬在糖尿病管理中起重要作用。它促进胰岛素结合，以及随后葡萄糖进入细胞内，从而降低空腹血糖水平。这有助于改善正常人、老年人和 2 型糖尿病患者的葡萄糖耐量，降低胰岛素水平和总胆固醇。没有铬元素的参与，胰岛素的作用会被阻断，血糖水平将升高。

七、硒与健康

1. 硒的基础知识

硒在希腊语中称为“月亮女神”，在自然界中散在分布，我国岩石中平均含量为 0.05mg/kg。

畜牧学家最先发现硒与生物健康之间存在关系。最初认为硒是一种有毒有害物质，甚至是剧毒品，原因是食草动物吃了硒含量过高的牧草后出现了一系列中毒症状，这一说法持续了近百年。直到 20 世纪初，硒才被逐渐证明具有健康益处：① 1911 年、1949 年和 1961 年，德国、美国和英国的科学家相继发现了硒在抗肿瘤中的作用；② 1959 年，德国化学家证实硒能够预防实验大鼠肝坏死；③ 1969 年，我国科学家采用硒制剂治疗克山病；④ 1973 年，美国科学家发现硒是谷胱甘肽过氧化物酶的一个必需成分，证明了硒在抗氧化、抗过氧化和清除自由基方面的重要作用；⑤ 1973 年，世界卫生组织正式宣布，硒是人和动物生命中必需的微量元素。

硒作为一种微量化学元素，也是生物必需的微量元素，但其安全范围较窄，摄入过量，可成为有毒元素或剧毒元素。硒是微生物中细菌的必需元素，经过细菌的代谢，可改变元素硒的毒性与利用价值。硒在微生物体内的作用主要表现在3个方面：①硒是构成一些蛋白或酶的组分，硒在生物体内以硒代蛋氨酸的形式存在，经还原反应可生成单质硒或有机硒；②具有氧化还原作用，在微生物体内，如果硒被氧化为硒酸盐，则毒性增强，若生成元素硒，则毒性减弱；③具有甲基化作用，微生物（主要是真菌）能将元素硒、无机硒或有机硒转化成二甲基硒化合物，降低硒的毒性。

硒在人体或动物体内的主要生理功能包括：①参与硒蛋白和含硒蛋白的合成；②参与一些酶的合成（主要是抗氧化酶系）；③参与酶的催化反应，促进细胞修复；④促进免疫球蛋白的产生，提高或调节机体的免疫应答；⑤拮抗体内有毒有害物质，对癌基因有抑制作用；⑥降低血液黏滞度，防止血栓形成；⑦影响甲状腺激素代谢；⑧影响人和动物的生殖；⑨参与多种维生素的吸收和利用；⑩发挥其他一些特异性生理功能，如拟胰岛素样作用、防止血小板聚集作用、参与三羧酸循环、影响视力等。

硒在人和动物体内主要发挥抗氧化作用，具体表现在：①清除脂质过氧化自由基的中间产物；②分解脂质过氧化物；③修复水化自由基引起的含硫化物的分子损伤；④在水化自由基发挥损伤作用之前将其清除或转化为稳定化合物；⑤催化巯基化合物作为保护剂的反应。

2. 硒与癌症

流行病学研究表明，人体血硒和发硒水平与癌症的发生和死亡呈负相关。人体血硒和发硒水平与食物的含硒量密切相关，食物的含硒量又与土壤等环境密切相关。硒发挥防癌抗癌作用的主要机制体现在以下方面。①机体摄入硒不足或者血硒水平低下，抑制人体3种过氧化物酶系发挥作用，这3种过氧化酶分别为超氧化物歧化酶、谷胱甘肽过氧化物酶和过氧化氢酶。②硒在体内与致癌性金属离子的相互作用拮抗其毒性，硒还能拮抗某些化学致癌物的致癌作用，促进致癌物在体内灭活。③硒能抑制肿瘤组织中血管内皮生长因子的表达，干扰和抑制肿瘤血管的生成，阻断肿瘤的血液供应，抑制肿瘤细胞的生长与转移。④抑制肿瘤组织中微脉管基因的表达，干扰或抑制肿瘤细胞的增殖、侵袭和转移。⑤抑制蛋白激酶C的活性，蛋白激酶C与细胞的增殖关系密切。⑥硒进入机体需转化为特定的具有抗肿瘤活性的中间化合物才能发挥抗肿瘤作用，比如一甲基化的硒抗肿瘤活性较强，而三甲基化硒的抗肿瘤活性较弱。⑦硒通过促进细胞呼吸，选择性地氧化调节蛋白的巯基为S–S键，调节细胞的增殖，发挥抗氧化作用。⑧硒可进入肿瘤细胞的线粒体基质，抑制肿瘤细胞的能量代谢，发挥抗肿瘤作用。⑨硒通过调控癌基因的表达，选择性抑制能量代谢系统，延迟细胞周期的有丝分裂期以及延长细胞有丝分裂前的禁止期，发挥抗肿瘤作用。⑩硒对有活性的化学复合物诱发的细胞遗传变性有抑制作用，保护机体的遗传物质。⑪ 硒蛋白具有抗病毒作用，对与病毒感染有关的肿瘤发生发展有抑制或拮抗作用。⑫ 硒通过多种代谢途径，抑制肿瘤细胞凋亡，比如甲基硒酸（methane–selenonic acid，MSA）通过影响含半胱氨酸的蛋白酶的信号转导通路，诱导肿瘤细胞凋亡；MSA 通过激活Caspase–3 诱导线粒体中的细胞色素 C 释放，通过正反馈途径促进 Caspase–8 的活化，活化的 Caspase–8 作用于凋亡反应的上游调控蛋白，起着最为关键和核心的作用；MSA 能使肿瘤细胞阻滞于 G0/G1 期，与抗肿瘤药物顺铂具有类似或相同的抗肿瘤作用；MSA 还可上调抑癌基因 *P53*、*Bax* 和 *P21* 的表达，降低癌基因 *Bcl-2* 的表达，从而加剧肿瘤细胞的凋亡，增强抑癌作用。⑬ 硒通过诱导端粒酶活性抑制肿瘤细胞的凋亡。⑭ 硒通过提高机体免疫功能抑制肿瘤的发生与发展。⑮ 硒通过影响某些激素依赖性肿瘤的特异性受体，降低相应的受体水平，干扰和抑制肿瘤的生长与增殖；⑯ 硒能有效减轻有毒性的化学药物、抗肿瘤化疗药物以及放射线对正常组织细胞的损伤，有效保障肿瘤治疗手段的顺利进行。

3. 硒与心脑血管疾病

心脑血管疾病是一类常见病和多发病，尤其是以冠状动脉粥样硬化引起的冠心病，发病率与死亡率呈逐年上升的趋势。近年来，硒元素与心脑血管疾病之间的关系越来越受到医学界的关注。

含硒的过氧化物酶通过抗氧化应激损伤、减弱脂质过氧化修饰、降低脂质过氧化物的含量、降低脂质与胆固醇的过氧化水平、降低过氧化低密度脂蛋白胆固醇在动脉壁的聚集等发挥作用。

研究发现，机体缺硒会导致过氧化物的堆积，抑制前列环素的合成与分泌，收缩血管，导致血管内血小板聚集，进而导致血管内血栓的形成。所以，机体硒充足可通过抑制血小板聚集，有效预防血栓的形成，减少心肌梗死和脑梗的发生。

4. 硒与糖尿病

糖尿病是因为胰岛素分泌不足或胰岛素功能低下导致的代谢性疾病。研究表明，胰岛组织中抗氧化系统先天薄弱，主要表现为分泌胰岛素的胰腺组织的超氧化物歧化酶的含量最低，而胰腺组织中的胰岛 β 细胞每时每刻超负荷运转，导致细胞内的自由基大量聚集，使得其不堪重负，引起细胞疲劳和损伤，胰岛素分泌功能受损。另外，胰岛内分泌细胞内含有大量的内质网以及富含多聚不饱和脂肪酸的内质网膜，功能异常繁忙但组织结构异常脆弱，如果网内自由基增多但排出受阻，则可导致自由基在原位损害内质网。损伤的内质网导致细胞内部结构改变，从而导致胰岛素分泌受损。

电镜下发现，硒元素与胰岛素具有相似的结构，进一步研究确定了硒具有类似胰岛素样的作用，称为拟胰岛素样作用。作为拟胰岛素样作用，其降糖机制与胰岛素不完全相同。硒不是通过与胰岛素受体结合发挥作用的，而是刺激脂肪细胞膜上葡萄糖载体的转运，促进脂肪和肌肉中的细胞对糖的吸收和利用。硒也可抑制肝脏中肝糖原的异生和分解，增加肝糖原的合成。另外，硒的抗氧化作用也可以保护胰岛细胞免受损伤，并通过提高糖耐量等表现出降血糖的作用。

西医治疗糖尿病的原则是纠正糖代谢、促进胰岛 β 细胞功能恢复、防止并发症。中医认为糖尿病属于“消渴症”范畴，多为虚症和阴症。传统的“消渴饮”方剂中，主药为黄芪、生地黄等。黄芪是被植物学界列为“一级硒指示植物”的硒集聚植物，是目前地球上含硒最高的植物与药材之一。生地黄也是含硒较高的一种药材。治疗糖尿病的中医方剂中重用黄芪、生地黄，从侧面也体现了硒在治疗糖尿病中的作用。

5. 硒与微血管病变

人体的血管系统是输送营养物质和排出废物的管道，其中的大动脉和大静脉像大河，而中、小动静脉血管犹如许多支流。动静脉之间的连接血管是微小动静脉血管，微小动静脉之间的连接血管是网状的毛细血管与毛细淋巴管。医学上将微动脉与微静脉之间的血液循环称为微循环。微循环是机体循环系统中最基层的结构和功能单位，是血液与组织细胞进行物质交换的场所，其基本功能是进行血液和组织细胞之间的物质交换。微血管功能障碍则会影响机体相应组织和器官的正常生理功能，导致相应疾病的产生。微血管所致疾病几乎囊括了全身各组织脏器。

处于微血管最基层的毛细血管和毛细淋巴管长期满负荷工作，易受到机体代谢产生的大量自由基的直接作用而损伤。含硒的谷胱甘肽过氧化物家族酶系具有保护细胞免受自由基以及各种有害物质的清除作用。

近年来，由于高血压、动脉硬化、糖尿病等疾病发病率和患病率的增加，以及光电视频的过度使用，视网膜病变的发生率也在逐渐增加。相关原因导致的眼底改变和心脑血管的机制类似，基本上都是由自由基和氧化损伤所致。微量元素硒的抗氧化损伤功能对光电视频所致的眼损伤具有一定的保护作用。补充硒也有助于提高机体抗氧化酶系的功能，减轻对眼的损害。

糖尿病重要的微血管并发症之一是糖尿病视网膜病变，治疗糖尿病是预防视网膜病变发生与进展的关键。硒与糖尿病的关系前面已有论述，补充硒蛋白对糖尿病发挥有益作用，也有助于视网膜病变的发生。

八、钒与健康

1. 钒的基础知识

钒是一种在地壳中含量丰富的元素，食物是钒的主要来源，大多数食物含有少量的钒（< 1ng/g）。生理学意义上钒的主要形式包括硫酸氧钒、偏钒酸钠、原钒酸钠和五氧化二钒。

机体中钒的吸收、排泄和储存机制尚未被完全了解。钒在胃肠道的吸收率很低。据推测，摄取的钒在被十二指肠吸收之前，先在胃内转变为氧钒基阳离子。在生物系统中钒以多价形式存在，这有助于解释其在代谢和吸收过程中独特的生物和生化特性。

钒酸盐在十二指肠吸收入血后，除了少量以钒酸盐的形式存在外，绝大多数被转化为氧钒根离子。钒以钒酸盐（通过转铁蛋白）和氧钒根（通过白蛋白和转铁蛋白）的形式被血浆蛋白快速转运到肝、肾、脑、心脏、肌肉和骨骼等组织内进行代谢，并通过胆汁、尿液和粪便排泄出体外。

富含钒的食物包括全麦面包、蘑菇、橄榄、海鲜、香菜、黑胡椒、新鲜水果、胡萝卜和植物油等。糖尿病患者补充钒的合理剂量为 20mg/d。剂量为 100mg/d 的硫酸钒酸盐显示能有效地提高胰岛素敏感性。钒缺乏可引起身体的多种异常，包括关节肿胀、骨骼变形、生长抑制、生殖障碍和脂质代谢紊乱等。

2. 钒与糖尿病

研究表明，钒化合物在体外和体内以胰岛素样方式起作用。无机和有机钒化合物都能降低血糖水平、增加外周葡萄糖的摄取、改善胰岛素的敏感性、降低血脂水平并使糖尿病患者的肝酶活性正常化。钒也被认为在细胞内信号转导中发挥作用且作为能量代谢所必需的酶的辅因子，从而抑制糖异生并刺激糖原储存。

钒可通过基因的调控发挥生物学功能。钒可诱导巨噬细胞炎症蛋白 –2 的 mRNA、TNF– α 、IL–8 和激活蛋白 –1 基因的表达，导致胆固醇、甘油二酯和血糖水平降低的药理作用。此外，它还诱导产生排钠利尿作用、抗癌作用、血管收缩以及增强血红蛋白和肌红蛋白氧亲和力的作用。

钒通过几种机制发挥降血糖作用。占主导地位的假说是钒通过多种酶发挥调节作用，如 6– 磷酸果糖激酶、葡糖激酶和果糖 2,6– 二磷酸酶等。另一种假设认为钒酸盐通过激活水溶性胰岛素受体的自身磷酸化、刺激胰岛素受体 β 亚基的酪氨酸激酶活性和通过抑制磷酸蛋白酪氨酸磷酸酶来刺激葡萄糖代谢。钒盐也可通过多种通路激活丝裂原激活蛋白激酶和磷脂酰肌醇 3– 激酶（phosphatidylinositol 3–kinase，PI3–K）。PI3–K/ras/ERK 细胞通路的刺激在调节胰岛素样作用中发挥关键作用。

九、锰与健康

1. 锰的基础知识

锰是一种对人类健康至关重要的基本金属，它是地球上第五丰富的金属和第十二丰富的元素。锰存在于各种矿石、氧化物、碳酸盐和硅酸盐中。人体大约含有 10mg 的锰，锰分布在全身的组织中，其中肝脏、甲状腺、垂体、胰腺、肾脏和骨骼中的浓度最高。在富含线粒体和色素沉着的组织中发现锰浓度增加。肝脏通过胆汁排泄来调节锰的浓度。

锰通过小肠吸收到血流内，血锰以较高的比例（80%）与 β – 球蛋白和白蛋白大量结合，也有少量的三价锰与转铁蛋白结合。转铁蛋白具有许多未被占用的结合位点，因此它是锰潜在的运输系统。锰也可以穿过血脑屏障和其他质膜进入大脑。锰进入大脑主要通过 3 个部位，即脑毛细血管、脑脊液和嗅觉神经。

锰与机体几个重要的生理过程密切相关，包括发育、繁殖、免疫功能、能量代谢和抗氧化防御。锰主要是通过激活多种酶发挥生理功能，包括精氨酸酶、胆碱酯酶、葡萄糖磷酸变位酶、线粒体超氧化物歧化酶、磷酸酶、肽酶、糖基转移酶、水解酶、转移酶、激酶和脱羧酶等。锰也是一些酶（如丙酮酸羧化酶）的组成成分。锰通过激活与脂肪酸、核酸、甲状腺激素和胆固醇代谢相关的酶参与神经和胰腺的功能，增加胰岛素分泌以改善糖尿病情况下的葡萄糖耐受。

豆类、大米、坚果和全谷物中锰含量最高，海鲜、种子、巧克力、茶、绿叶蔬菜、香料和一些水果中也含有锰。为了维持良好的身体健康状况，建议儿童和成年人的膳食中锰摄入量分别为2mg/d和5mg/d。由于食物中锰的来源众多，很容易达到足够的锰水平，锰缺乏的机会较小，但如果机体出现锰缺乏，其副作用也不可小视。锰缺乏的主要副作用包括不孕不育症、免疫系统功能低下、生长发育不良、癌症、风湿病、佝偻病、黄疸和糖尿病。

适量的锰是生命所必需的，但过量的锰可能会导致神经中毒，即锰中毒。锰广泛用于工业过程和商业产品，包括钢铁和不锈钢的生产和铝合金的形成，因此，锰中毒主要见于职业暴露。一旦出现职业性中毒，神经系统的损害最大，患者主要表现为与帕金森病相似的认知、运动和情绪缺陷。

2. 锰对健康的影响

锰与许多对大脑生理和功能很重要的酶结合在一起发挥作用，如锰依赖酶和锰活化酶。精氨酸酶是一种锰依赖酶，在尿素循环中催化精氨酸水解为鸟氨酸。精氨酸酶的两种同工酶ARG1和ARG2功能相同，但表达方式不同。ARG1在大脑中含量较高，主要存在于细胞质中，而ARG2主要存在于线粒体中。人类ARG1的最佳催化功能具体取决于Mn^{2+}。ARG2在大多数大脑结构的神经元和胶质细胞中表达，在新皮层、胼胝体、壳核和腹侧纹状体中表达量特别高。精氨酸酶在内皮细胞中表达，通过调节精氨酸的生物利用度来控制一氧化氮的产生。研究表明精氨酸酶具有神经保护作用，但其在大脑中的功能尚未完全确定。精氨酸酶还在神经免疫反应中发挥作用，通过微胶质激活途径和多胺合成途径促进神经元的保护和再生。谷氨酰胺合成酶也是一种非常普遍和重要的锰依赖酶，主要存在于星形胶质细胞中，在那里它催化神经递质谷氨酸转化为谷氨酰胺，谷氨酰胺可以被释放，随后被神经元吸收用于谷氨酸的合成。Mn依赖的超氧化物歧化酶/超氧化物歧化酶2是一种抗氧化的线粒体金属酶，通过催化超氧阴离子自由基向H_2O_2和分子氧的转化来保护细胞免受氧化应激，调节细胞氧化还原状态和活性氧的生成。通过减少氧化应激，MnSOD在介导生理性和病理性神经元凋亡和神经退行性变中具有重要作用。在阿尔茨海默病模型大脑中MnSOD的过表达已被证明可以减少氧化应激。

十、钼与健康

1. 钼的基础知识

钼是身体需要量少的微量矿物质。在成年人体内，大约有 9.3mg 的钼。膳食及饮水中的钼化合物（硫化钼除外）极易被吸收。经口摄入的可溶性钼酸铵有 88% ～ 93% 可被吸收。大豆和羽衣甘蓝内标记的钼的吸收率分别为 57% 和 88%。胃和小肠是钼的主要吸收场所。膳食中的各种含硫化合物对钼的吸收有相当强的阻抑作用。

钼是人体中几种酶的辅因子，包括亚硫酸氧化酶、黄嘌呤氧化酶和醛氧化酶。在所有哺乳动物含钼的酶中，功能性钼酶以有机的形式钼嘌呤存在。这些酶参与硫氨基酸和杂环化合物（如嘌呤、嘧啶）的分解代谢。钼在蛋白质合成和分解代谢、脂肪和碳水化合物的代谢中发挥重要作用，为身体提供能量和活力。钼也具有抗氧化的作用。

猪肉、羊肉和牛肝是钼的丰富来源。钼的其他来源包括低脂牛奶、豌豆、青豆、鸡蛋、小麦粉、扁豆和黄瓜。儿童和成年人的钼推荐膳食摄入量分别为 17μg/d 和 45μg/d。人体只需要很少量的钼就能保持健康状态。因此，钼缺乏是相对罕见的。

2. 钼与糖尿病

钼酸盐通过改善细胞内葡萄糖的利用率来降低血糖水平，从而模拟胰岛素活性影响葡萄糖代谢。钼增加肝细胞内糖酵解的速度，并协同刺激脂肪细胞中的葡萄糖摄取，从而促进脂肪细胞中的脂肪生成。钼还使糖原合酶失活，加速糖原的降解。钼也增加了胰岛素受体的自身磷酸化作用和其底物的磷酸化作用，并促进了葡萄糖的转运和氧化。因此，钼降葡萄糖的作用部分与肝葡萄糖产生的减少有关，并且也有可能增加了葡萄糖的使用量。

在严重的糖尿病患者中，钼被证明是有效的降血糖因子。钼酸盐可作为严重胰岛素抵抗的糖尿病患者有效的抗高血糖药物。在 ob/ob 小鼠中进行的研究表明，钼酸盐的活性与高胰岛素血症的大幅度降低和胰腺胰岛素储备的增加有关。

十一、硼与健康

1. 硼的基础知识

硼元素是一种重要但尚未被充分挖掘、利用的微量营养素。动物与人的血液中硼的含量很低。在血液中是与氧结合为 H_3BO_3 或 $B(OH)_4^-$，硼酸与有机化合物的羟基形成无机酯。大部分硼由尿排出。血液中硼的含量与膳食中镁的摄入有关，镁摄入低时，血液中硼的含量就增加。硼可在骨中蓄积，但尚不清楚其存在形式。

早期的研究表明，硼是核糖核酸形成的必需元素，而核糖核酸是生命的重要基础构件。夏威夷大学宇航局天体生物学研究所的博士后研究员詹姆斯－斯蒂芬森称："硼对于地球上生命的起源可能很重要，因为它可以使核酸稳定，核酸是核糖核酸的重要成分。在早期生命中，核糖核酸被认为是脱氧核糖核酸的信息前体。"

2. 硼的生理功能

硼的生理功能目前了解得不多。已有研究表明，硼是维持骨的健康和钙、磷、镁正常代谢所需要的微量元素之一。与人类健康相关的最相关的特性包括骨骼发育和再生、伤口愈合、性激素的产生、维生素 D 的代谢，以及钙和镁的吸收和使用。硼对停经后妇女防止钙质流失、预防骨质疏松症具有功效，硼的缺乏会加重维生素 D 的缺乏。硼也有助于提高男性睾丸甾酮分泌量，强化肌肉，是运动员不可缺少的营养素。硼还有改善脑功能，提高反应能力的作用。

研究表明，膳食中的硼可以调节血浆胰岛素浓度。Bakken 等人的研究表明，剥夺了硼的大鼠血浆胰岛素浓度明显高于添加硼的大鼠，硼缺乏与相应的血糖浓度变化没有关联，也不依赖于镁或膳食维生素 D 的状态。硼酸通过结合 NAD^+ 和(或)环状 ADP 核糖抑制兰尼碱受体激动剂进而抑制 Ca^{2+} 的释放，进一步影响胰岛素的释放和脑功能。动物实验表明硼会影响甘油三酯水平，在酶系统中作为代谢调节剂。然而，一项研究证实，在正常妊娠和糖尿病妊娠中，硼的母体状态与脂质和硼水平无关。15 例非妊娠糖尿病妇女和 19 例妊娠糖尿病妇女血清中硼水平无明显变化。另一项研究表明，硼酸和五水合五硼酸钠在细胞模型中显示出抑制脂肪形成的活性。硼处理通过调节关键生长因子、β-catenin、AKT 和细胞外信号调节激酶信号通路抑制脂肪形成相关基因和蛋白的表达。硼处理还显示出糖尿病动物氧化应激的降低，因此显示出保护胰岛 β 细胞的抗氧化作用。

十二、钴与健康

1. 钴的基础知识

钴在早期的中国用于陶器釉料，中国唐朝彩色瓷器上的蓝色即是由于有钴的化合物存在。古代希腊人和罗马人曾利用它的化合物制造有色玻璃，生成美丽的深蓝色。钴在地壳中的平均含量为 0.001%，海洋中钴总量约 23 亿吨。自然界中已发现的钴矿物和含钴矿物共百余种，存在形式有 3 种，分别为独立钴矿物、呈类质同象或包裹体存在于某一矿物中，以及呈吸附形式存在于某些矿物表面，其中以第二种存在形式最为普遍。

钴是中等活泼的金属元素，有二价和三价两种化合价。钴可经消化道和呼吸道进入人体。经口摄入的钴在小肠上部被吸收，并部分地与铁共用一个运载通道，一般成年人体内含钴量为 1.1 ～ 1.5mg。在血浆中是附着在白蛋白上，最初贮存于肝和肾，然后贮存于骨、脾、胰、小肠以及其他组织。体内钴 14% 分布于骨骼，43% 分布于肌肉组织，43% 分布于其他软组织中。钴主要通过尿液排出，少部分由肠、汗、头发等途径排出，一般不在体内蓄积。

钴是维生素 B_{12} 组成部分，反刍动物可以在肠道内将摄入的钴合成为维生素 B_{12}，而人类与单胃动物不能将钴在体内合成为维生素 B_{12}。体内的钴仅有约 10% 是维生素的形式。

钴元素能刺激人体骨髓的造血系统，促使血红蛋白的合成及红细胞数目的增加。钴大多以与维生素 B_{12} 结合的形式参与体内的生理作用。钴刺激造血的机制有：①通过产生红细胞生成素刺激造血，钴元素可抑制细胞内呼吸酶，使组织细胞缺氧，反馈刺激红细胞生成素产生，进而促进骨髓造血；②对铁代谢的作用，钴元素可促进肠黏膜对铁的吸收，加速贮存铁进入骨髓；③通过维生素 B_{12} 参与核糖核酸及造血物质的代谢，作用于造血过程；④钴元素可促进脾脏释放红细胞，从而促进造血功能。

食物中钴含量较高者有甜菜、卷心菜、洋葱、萝卜、菠菜、西红柿、无花果、荞麦和谷类等，蘑菇含量可达 61μg/100g，吸收率可达到 63% ～ 93%，铁缺乏时可促进钴的吸收。

2. 钴与疾病

有种贫血用叶酸、铁、维生素 B_{12} 治疗皆无效，有人用大剂量的二氯化钴可治疗这类贫血。有研究观察到供给钴后可使血管扩张和脸色发红，这是由于肾释放舒缓激肽。钴对甲状腺的功能可能有作用，动物实验结果显示，甲状腺素的合成可能需要钴，钴能拮抗碘缺乏产生的影响。

钴单独或联合抗坏血酸可降低糖尿病大鼠脏器脂质过氧化作用。与非糖尿病患者相比，2 型糖尿病患者的血清钴水平下降。

十三、碘与健康

1. 碘的基础知识

碘是非金属元素，是人体的必需微量元素之一，有“智力元素”之称。健康成年人体内的碘的总量为 30mg（20 ～ 50mg），国家规定在食盐中添加碘的标准为 20 ～ 30mg/kg。

碘是甲状腺激素的组成成分，并通过甲状腺激素发挥不同生理功能：①促进生物氧化，甲状腺素能促进三羧酸循环中的生物氧化，协调生物氧化和磷酸化的偶联、调节能量转换；②调节蛋白质合成和分解，当蛋白质摄入不足时，甲状腺素有促进蛋白质合成作用，当蛋白质摄入充足时，甲状腺素可促进蛋白质分解；③促进糖和脂肪代谢，甲状腺素能加速糖的吸收利用，促进糖原和脂肪分解氧化，调节血清胆固醇和磷脂浓度等；④调节水盐代谢，甲状腺素可促进组织中水盐进入血液并从肾脏排出，缺乏时可引起组织内水盐潴留，在组织间隙出现含有大量黏蛋白的组织液，发生黏液性水肿；⑤促进维生素的吸收和利用，甲状腺素可促进烟酸的吸收和利用、胡萝卜素转化为维生素 A 及核黄素合成黄素腺嘌呤二核苷酸等；⑥增强酶的活力，甲状腺素能活化体内 100 多种酶，如细胞色素酶系、琥珀酸氧化酶系、碱性磷酸酶等，在物质代谢中起作用；⑦促进生长发育，甲状腺素促进骨骼的发育，维护中枢神经系统的正常结构。

含碘较高的食物为海产品，如海带、紫菜、鲜带鱼、蚶干、蛤干、干贝、淡菜、海参、海蜇、龙虾等。值得注意的是，人体摄入过多的碘也是有害的，日常饮食碘过量同样会引起甲状腺功能亢进。是否需要在正常膳食之外特意补碘，要经过正规体检，听取医生的建议，切不可盲目补碘。

2. 碘与疾病

缺碘会导致甲状腺激素合成减少，进而导致促甲状腺激素（thyroid stimulating hormone，TSH）分泌增加，甲状腺生长加快。研究表明，过量的碘降低了细胞活力，并损害了胰岛 β 细胞的胰岛素分泌功能，这种功能可以通过内质网应激和诱导蛋白介导。甲状腺功能对调节能量代谢至关重要，甲状腺功能异常可能对糖尿病患者的血糖控制产生重大影响，糖尿病患者患甲状腺疾病的风险增加。一项研究评估了 2 型糖尿病患者碘的状态和尿碘水平的临床意义。研究纳入 266 名 18 ～ 55 岁的成年人，109 名 2 型糖尿病患者和 157 名健康人。研究人员评估了受试者空腹血糖和血脂、TSH、T3 和 T4 血清浓度以及尿肌酐和尿碘，结果显示，与健康对照组相比，2 型糖尿病患者尿碘浓度较低 [（84.6±2.3）vs.（119.4±3.4），$P < 0.001$]。一项研究纳入了 70 例伴有甲状腺功能亢进的糖尿病患者，发现甲状腺功能亢进治疗后患者的血糖水平显著改善。一项研究纳入了 156 例糖尿病前期患者、123 例 2 型糖尿病患者和 114 例糖代谢正常的受试者，以评估轻度至中度缺碘地区糖尿病前期和 2 型糖尿病患者的甲状腺体积和结节患病率，结果表明：①糖尿病组的平均 TSH 水平高于对照组和糖尿病前期组；②糖尿病前期组和糖尿病组的平均甲状腺体积高于对照组，提示糖代谢障碍患者甲状腺体积明显增加，结节发生率明显增高。

一项回顾性研究结果表明糖尿病和甲状腺功能减退之间存在关联。研究共纳入 156 例糖尿病患者和 25 例甲状腺功能减退患者。甲状腺功能减退和糖尿病患病率女性高于男性，女性分别为 5% 和 21%，男性分别为 13% 和 0.2%。根据女性糖尿病患者的总体比例（8.8%）进行估计，相比于年轻女性 5% 的甲状腺功能减退率，60 岁及以上的女性高达 21%，表明当地女性糖尿病合并甲状腺功能减退的患病率较高。

（楼建林　王珍）

第五节 维生素与健康

维生素是维持生命的要素，是机体健康所必需的一类低分子有机化合物，是人体许许多多辅酶的组成成分。这类物质多数不能由体内自己合成，或者合成量很少，必须从食物中获取。维生素主要分为两大类：一类为脂溶性维生素，主要包括维生素 A、维生素 D、维生素 E 和维生素 K；另一类是水溶性维生素，主要是 B 族维生素、维生素 C 等。

维生素的主要作用是调节物质代谢。如果食物中缺乏维生素，或者不能从食物中有效地获取维生素，可能会影响机体发育，引起代谢障碍，降低机体的抗病能力，疾病就会发生。

一、维生素 A 与健康

1. 维生素 A 的基础知识

维生素 A 是一种必需的脂溶性维生素，有 3 种存在形式：视黄醇、视黄醛和视黄酸。视黄醇与视黄醛在体内可相互转化，并具有相同功能。视黄醛可进一步氧化成视黄酸，但这是个不可逆过程。存在于动物组织中的维生素 A 包括维生素 A_1、维生素 A_2 两种类型。

维生素 A_1 多存于哺乳动物及咸水鱼的肝脏中，维生素 A_2 常存于淡水鱼的肝脏中。由于维生素 A_2 的活性比较低，所以通常所说的维生素 A 是指维生素 A_1。另外，植物来源的 β – 胡萝卜素及其他胡萝卜素在人体内也可合成维生素 A，β – 胡萝卜素的转换效率最高。在体内，在 β – 胡萝卜素 –15,15′ – 双氧酶催化下，可将 β – 胡萝卜素转变为两个分子的视黄醛，视黄醛在视黄醛还原酶的作用下还原为视黄醇，是维生素 A 的最活跃的形式。

作为一种微量营养素，维生素 A 及其代谢产物在生理上起着重要作用。维生素 A 参与多种代谢过程，在基因表达、细胞分化和生长、胎儿发育中起着非常重要的作用。维生素 A 作为抗氧化剂发挥非常重要的功能，在机体受到各种形式的应激时，有助于维持机体的体内平衡。严重的维生素 A 缺乏会导致严重的胚胎发育不良、失明和不孕症。

2. 维生素 A 与视觉功能

维生素 A 最早被认识的功能是在视觉细胞内参与维持暗视感光物质循环。眼的光感受器是视网膜中的杆状细胞和锥状细胞。这两种细胞都存在有感光色素，即感弱光的视紫红质和感强光的视紫蓝质。视紫红质与视紫蓝质都是由视蛋白与视黄醛所构成的。视紫红质经光照射后，11- 顺式视黄醛异构成反式视黄醛，并与视蛋白分离而失色，分离后的视黄醛被还原为全反式视黄醛，进一步转变为反式视黄酯并储存于色素上皮中。在视网膜中，视黄酯经视黄酯水解酶的作用转变为反式视黄醇，经氧化和异构化，形成 11- 顺视黄醛。11- 顺视黄醛再与蛋白重新结合为视紫红质，恢复对弱光的敏感性，此过程称“暗适应”。由肝脏释放的视黄醇与视黄醇结合蛋白（retinol binding protein，RBP）结合，在血浆中再与前白蛋白结合，运送至视网膜，参与视网膜的光化学反应，若维生素 A 充足，则视紫红质的再生快而完全，故暗适应恢复时间短；若维生素 A 不足，则视紫红质再生慢而不完全，故暗适应恢复时间延长，严重时可产生夜盲症。

3. 维生素 A 与糖尿病

近年来，大量的研究数据表明，维生素 A 作为微量营养素，在调节糖脂代谢中发挥重要作用，提示维生素 A 在预防和治疗糖尿病中具有潜在作用。维生素 A 的大部分活性主要由其代谢物维 A 酸调控，它调节核受体超家族的两个主要成员维 A 酸受体和维 A 酸 X 受体的激活状态。

早在 1941 年开展的一项临床研究，比较了 1 型糖尿病患者和对照组的血浆维生素 A 水平，没有发现糖尿病患者和对照组之间血浆维生素 A 水平的差异，分析可能与血浆维生素 A 水平的测定方法有关。该研究采用光电比色计测定血浆维生素 A 水平，该测定方法可能受到脂肪的干扰。另一项在日本开展的研究比较了患有 1 型糖尿病的儿童血浆视黄醇水平与年龄匹配的对照组没有差异。该研究虽然在血浆视黄醇水平的测定方法上有所改进，采用的是高效液相色谱法（high-performance liquid chromatography，HPLC），但是存在研究设计和分析方法上的缺陷，比如该研究中实验组和对照组男性和女性比例差距较大，可能存在混杂干扰。当然，其他多项使用 HPLC 的研究表明，1 型糖尿病受试者的血液视黄醇水平降低。来自法国、加拿大、意大利、西班牙和美国等国的研究都表明：与对照组相比，1 型糖尿病患者血液维生素 A 水平或 RBP 水平均降低。

膳食维生素 A 摄入量和血液维生素 A 水平与 2 型糖尿病的关系也有较多报道。一项对生活在美国患有 2 型糖尿病的南亚人的研究表明，与对照组相比，2 型糖尿病摄取的总能量和维生素 A 更少。一项在伊朗妇女中开展的研究表明，饮食中的维生素 A 摄入量与代谢综合征的高风险相关。在加拿大阿尔伯塔地区开展的一项研究表明，2 型糖尿病患者（年龄＞ 40 岁）的维生素 A 摄入量和血浆水平与对照组相似。这些研究表明，维生素 A 水平与 2 型糖尿病的关系在各研究中得到的结果并不一致。

在沙特阿拉伯开展的一项研究表明，2 型糖尿病患者（28 ～ 74 岁）血液中的视黄醇水平与对照组相似，但 2 型糖尿病患者的血、尿 RBP 水平高于对照组。在韩国开展的一项对女性人群进行的研究表明，女性 2 型糖尿病患者血浆视黄醇基线水平明显高于空腹血糖受损人群。在英国开展的一项研究表明，糖耐量受损的受试者血液维生素 A 水平高于糖耐量正常的受试者，提示维生素 A 在 2 型糖尿病的发展中起作用。在沙特阿拉伯开展的另一项研究表明，糖尿病（39 ～ 78 岁）合并肾功能衰竭患者的血浆视黄醇水平高于单纯肾损害患者。在突尼斯开展的一项研究表明，肥胖 2 型糖尿病妇女的血浆维生素 A 明显高于对照组。在法国开展的一项研究表明，与对照组相比，2 型糖尿病患者血液维生素 A 水平升高。

随着糖尿病的进展，足部、心脏、肾脏、大脑和神经元以及眼睛的并发症随之发生。强化血糖管理可减少 1 型糖尿病患者大血管和微血管并发症的发生。在 1990—2010 年期间，5 种主要的糖尿病相关并发症（下肢截肢、急性心肌梗死、中风、终末期肾病和死亡）的发生率显著下降，这归功于糖尿病教育计划的实施、强化血糖控制，以及相关的其他危险因素的管理。

二、维生素 D 与健康

1. 维生素 D 的基础知识

早在 20 世纪 30 年代初，科学家们研究发现，多晒太阳或食用紫外光照射过的橄榄油、亚麻籽油等可以抗软骨病，并将这种人体内抗软骨病的活性组分命名为维生素 D。维生素 D 是一组结构类似的固醇类衍生物总称，在动物营养中真正发挥作用的只有麦角钙化醇和胆钙化醇两种活性形式。

膳食中维生素D主要来自动物性食物，如鱼肝、蛋黄、奶油等，摄入后在胆汁的作用下从小肠吸收，以乳糜微粒形式运入血中，在肝、肾、线粒体羟化酶作用下转变为具有生物活性的1,25-二羟基维生素D_3。1,25-二羟基维生素D_3可刺激肠黏膜钙结合蛋白合成，促进钙的吸收，促进骨质钙化。人体内胆固醇衍生物7-脱氢胆固醇贮于皮下，在日光或紫外线照射下可转变为胆固化醇，为内源性维生素D，能促进钙、磷的吸收。

维生素D的主要生理功能：①调节钙、磷代谢，促进肠内钙磷吸收和骨质钙化，维持血钙和血磷的平衡；②促进骨骼生长，维生素D_3可以通过增加小肠的钙磷吸收而促进骨的钙化，D_3的缺乏可导致钙质吸收和骨矿化障碍，引起佝偻病的发生；③调节细胞生长分化，1,25-二羟基维生素D_3对白血病细胞、肿瘤细胞及皮肤细胞的生长分化均有调节作用，可调节正常细胞的分化，抑制白血病细胞和肿瘤细胞的分化与增殖；④调节免疫功能，维生素D_3是一种良好的选择性免疫调节剂，当机体免疫功能处于抑制状态时，1,25-二羟基维生素D_3主要是增强单核细胞、巨噬细胞的功能，从而增强免疫功能，当机体免疫功能异常增加时，它抑制激活的T和B淋巴细胞增殖，从而维持免疫平衡。

近年来，维生素D在不同的研究领域受到越来越多的关注。维生素D受体（Vitamin D receptors，VDR）的普遍表达可能是维生素D多种作用的基础，并为维生素D缺乏与包括糖尿病、自身免疫性疾病、非酒精性肝病、心血管疾病和癌症在内的许多疾病之间的联系提供了基础。

2. 维生素D与1型糖尿病

1型糖尿病是一种以胰岛β细胞自身免疫性破坏导致胰岛素分泌不足而引发高血糖为特征的疾病。几种机制支持维生素D通过免疫反应调节在自身免疫性糖尿病发病中的作用。流行病学观察性研究证据支持充足的维生素D水平可降低患1型糖尿病的风险，然而，缺乏足够数量的随机临床试验证明此观点。

流行病学观察性研究提示1型糖尿病患病率存在南北梯度，在靠近赤道的国家TIDM患病率较低，推测与气候相关的环境因素可能在该病的发病机制中发挥作用。此外，多项研究表明1型糖尿病的发病具有季节性，冬季是发病的高峰季节，夏季发病率最低，推测可能是阳光照射在维生素D代谢中起着至关重要的作用，这进一步证实了维生素D在1型糖尿病发病中起作用的假设。

除了流行病学，也有生物学机制支持维生素D与自身免疫相关联的假设。VDR 在免疫细胞中表达的事实，将维生素 D 的作用从调节钙和磷酸盐代谢扩展到可调节先天性和适应性免疫反应。此外，免疫细胞表达 1α－羟化酶 CYP27B1，表明这些细胞能够直接控制维生素 D 的活性形式的局部浓度。实验研究也证实，维生素 D 可调节单核细胞、巨噬细胞、抗原递呈细胞、T 细胞和 B 细胞的活性。

3. 维生素 D 与 2 型糖尿病

大量的证据支持维生素 D 缺乏和 2 型糖尿病之间的联系。这种联系是由维生素 D 对胰岛素分泌、胰岛素敏感性和全身炎症的直接和间接影响介导的。

体内和体外实验的研究证据表明维生素 D 在维持胰岛细胞功能方面发挥着重要作用。这种效应可能是通过激活在胰岛 β 细胞中表达的 VDR 来介导的。有研究表明，缺乏 VDR 的小鼠胰岛素分泌受损，将 1,25- 二羟基维生素 D_3 添加到培养基可刺激胰岛素分泌。有研究表明已经在人胰岛素受体基因启动子中发现了维生素 D 反应元件，并且在施用骨化三醇后观察到该基因的转录激活。还有研究表明维生素 D 也可能通过调节钙通道的打开和关闭来影响胰岛素的分泌。

维生素 D 还可以通过改变胰岛素反应组织中钙的浓度和细胞膜的通量来调节与糖尿病相关的胰岛素抵抗通路。这种调节细胞外和细胞内钙水平的作用可能促进葡萄糖转运蛋白 -4 的去磷酸化，从而减少胰岛素刺激的葡萄糖转运。但是目前通过补充维生素 D 评估其对 2 型糖尿病高危人群或 2 型糖尿病患者的葡萄糖稳态的影响的临床研究结果并不一致。

维生素 D 还可能降低全身炎症的影响，已知在 2 型糖尿病的发病机制中起关键作用。值得注意的是，维生素 D 已被证明能使与胰岛素抵抗相关的炎症细胞因子失活，并促进钙结合蛋白的表达，进而防止细胞凋亡。也有研究表明，维生素 D 减少了 AGEs 的积累，这些 AGEs 与胰岛素抵抗和 2 型糖尿病进展有关。

三、维生素 E 与健康

1. 维生素 E 的基础知识

维生素 E 又称生育酚，是一种人体必需的脂溶性维生素，也是一种优良的抗氧化剂和营养剂。富含维生素 E 的食物有果蔬、坚果、瘦肉、乳类、蛋类、压榨植物油、胡桃、柑橘皮等。

维生素 E 在胆酸、胰液和脂肪的存在时，在脂酶的作用下形成混合微粒，在小肠上部经被动弥散方式被肠上皮细胞吸收。维生素 E 被吸收后大多由乳糜微粒经淋巴系统到达肝脏。肝脏中的维生素 E 通过乳糜微粒和 VLDL 的载体作用进入血液进行代谢。α－生育酚的主要氧化产物是 α－生育醌，再脱去含氢的醛基生成葡糖醛酸。葡糖醛酸可通过胆汁排泄，或进一步在肾脏中被降解产生 α－生育酸从尿酸中排泄。

维生素 E 具有多种生物活性，对一些疾病有防治作用：①作为抗氧化剂，维生素 E 可通过中断自由基的连锁反应保护细胞膜的稳定性，防止膜上脂褐素形成而延缓机体衰老；②通过维持遗传物质的稳定，调节机体代谢正常进行，也起到延缓衰老的作用；③通过激活机体的免疫系统，杀死新产生的变形细胞，阻止机体组织癌变；④通过维持结缔组织弹性，促进血液循环；⑤调节体内激素正常分泌；⑥通过阻止低密度脂蛋白胆固醇氧化，避免冠状动脉硬化。其他研究还表明，维生素 E 单独或与其他维生素具有协同作用，在防治白内障、延缓早老性痴呆、维持正常的生殖功能、保持肌肉和外周血管结构与功能的正常状态、治疗胃溃疡、保护肝、调节血压和辅助治疗 2 型糖尿病方面发挥重要作用。

2. 维生素 E 与炎症

炎症驱动的疾病和相关共病，包括癌症、阿尔茨海默病以及与代谢综合征相关的疾病（如动脉粥样硬化、肥胖、非酒精性脂肪肝、心血管疾病和 2 型糖尿病）已造成全球重大的公共卫生负担。炎症小体，一种胞质多蛋白复合物，已被确定在炎症和各种炎症介导的疾病的发展中起关键作用，其中核苷酸结合结构域和富亮氨酸重复 pyrin 结构域（nucleotide-binding domain and leucine-rich repeat pyrin domain，NLRP）3 是受到普遍关注的炎症小体，活化 B 细胞的核因子 kappa- 轻链增强子（NF- κ falseB）-NLRP3 在机体内多条信号转导通路与介导的炎症通路中发挥关键作用，这些炎症信号转导通路介导了炎症驱动的疾病和相关共病的发生与进展。

四、维生素 K 与健康

1. 维生素 K 的基础知识

维生素 K 具有叶绿醌生物活性，包括维生素 K_1、维生素 K_2、维生素 K_3、维

生素 K_4 等几种形式，其中维生素 K_1、维生素 K_2 是天然存在的，维生素 K_3、维生素 K_4 是通过人工合成的。4 种维生素 K 的化学性质都较稳定，能耐酸、耐热，正常烹调中只有很少损失，但对光敏感，也易被碱和紫外线分解。

维生素 K 可从食物中获取，也可依靠肠道细菌合成和人工合成。维生素 K 吸收需要胆汁、胰液，并与乳糜微粒相结合，由小肠吸收入淋巴系统，经淋巴系统运输。维生素 K 吸收程度取决于胰腺和胆囊的功能，在正常情况下为摄取量的 40% ～ 70% 可被吸收。维生素 K 在人体内的半衰期比较短，约为 17h。

维生素 K 的主要生化和生理功能包括：①参与 γ－羧基谷氨酸的合成，促进凝血。维生素 K 是 4 种凝血因子（凝血因子Ⅱ、凝血因子Ⅶ、凝血因子Ⅺ和凝血因子Ⅹ）在肝脏内合成必不可少的物质，对 γ－羧基谷氨酸的合成具有辅助作用。如果缺乏维生素 K，则肝脏合成的上述 4 种凝血因子均为异常蛋白质分子，催化凝血作用的能力将大大下降。②参与骨骼代谢，维生素 K 参与合成骨钙蛋白，骨钙蛋白是一种维生素 K 依赖蛋白质，能调节骨骼中磷酸钙的合成。

维生素 K 具有防止新生婴儿出血疾病、预防内出血及痔疮、减少生理期大量出血、促进血液正常凝固等生理作用，故而在临床中有一定的应用。健康人对维生素 K 的需要量低且膳食中含量比较多，不常缺乏原发性维生素 K。

2. 维生素 K 与慢性肾病

维生素 K 具有凝血作用，并在骨骼健康中发挥重要作用。有研究表明，维生素 K 介导的基质 γ－羧基谷氨酸可能是最有效的心血管钙化抑制剂。多项观察性研究将相对维生素 K 缺乏或低摄入量与心血管钙化进展、发病率和死亡率联系起来。晚期慢性肾病患者尤其缺乏维生素 K，部分原因是饮食限制，但也可能是由于维生素 K 的内源性循环受损。晚期慢性肾病患者的一个主要特征是心血管钙化明显加速，死亡率明显加快。高剂量膳食补充维生素 K_2，特别是其最有效的活性形式——甲喹酮 7，可以有效降低终末期肾病患者循环中去磷酸化未羧化的水平。但是，一些在晚期慢性肾病患者中使用大剂量甲萘醌 7 补充剂的随机对照试验未能证实其对心血管的益处。

3. 维生素 K 与 2 型糖尿病

近年来，来自前瞻性观察研究和临床试验的证据表明，补充维生素 K_2 可降低 2 型糖尿病风险。在荷兰开展的一项前瞻性队列研究，对 38094 名 20 ～ 70 岁的人群进行了饮食中维生素 K_1 和维生素 K_2 摄入量与 2 型糖尿病风险的相关性研究。

膳食中维生素 K_1 和维生素 K_2 的摄入量通过食物频率问卷进行分析。研究观察到维生素 K_2 摄入量与2型糖尿病风险呈负相关，维生素 K_2 摄入量每增加10μg，HR为0.95（$P=0.060$）。在调整了混杂因素干扰的多变量模型中，观察到维生素 K_2 摄入量每增加10μg，HR为0.93（$P=0.038$），这意味着维生素 K_2 摄入量每增加10μg，2型糖尿病风险降低7%。

一项以安慰剂为对照的临床研究报道了胰岛素敏感性和维生素 K_2 补充之间的关系，研究对象是42名29岁的健康男性志愿者。治疗组服用维生素 K_2（30mg/d），对照组给予安慰剂，持续4周。排除了频繁抽取静脉血进行葡萄糖耐量试验失败者和血糖出现极端异常值者，最后纳入分析的对象共计33例，其中治疗组18例，对照组15例。研究结果表明，补充维生素 K_2 显著增加胰岛素敏感性指数（$P=0.01$）和易感指数（$P=0.01$），但安慰剂对这些指标无影响。

五、维生素 B_1 与健康

1. 维生素 B_1 的基础知识

维生素 B_1 又称硫胺素。谷类的胚芽和外皮（糠、麦麸）含有丰富的维生素 B_1，是维生素 B_1 的主要来源，豆类、动物肝、瘦肉中含量也较多。食物中的维生素 B_1 有3种形式，即游离形式、硫胺素焦磷酸酯和蛋白磷酸复合物。结合形式的维生素 B_1 在消化道裂解后被吸收。吸收的主要部位是空肠和回肠。维生素 B_1 由尿排出，不能被肾小管再吸收。维生素 B_1 在肝、肾和白细胞内转变成硫胺素焦磷酸，后者是体内丙酮酸分解所需的羧代酶的辅酶。维生素 B_1 在体内不贮存，故短期缺乏即可造成患者丙酮酸在体内的蓄积，从而扰乱糖代谢。大量饮茶会降低肠道对维生素 B_1 的吸收，酒精中含有抗硫胺素物质，叶酸缺乏可导致维生素 B_1 吸收障碍。

在体内，维生素 B_1 以辅酶形式参与糖的分解代谢，保证每天摄入的主食及糖类在人体内转化为能量而被利用。当人体的能量主要来源于糖类时，维生素 B_1 的需要量最大。维生素 B_1 还是维持心脏、神经及消化系统正常功能所必需的元素。一般情况下，神经组织的主要能量来源于糖代谢，在维生素 B_1 缺乏时，焦磷酸硫胺素的减少可造成糖代谢的障碍，引起神经组织的供能减少，进而产生神经组织功能和结构上的异常。此外，维生素 B_1 的缺乏还能够造成硫酸戊糖代谢障碍，影响磷脂类的合成，使周围和中枢神经组织出现脱髓鞘和轴索变性样改变。当维生素 B_1 缺乏时，按其缺乏的程度，依次可出现神经系统反应（干性脚气病）、心血管系统反应（湿性脚气病）、韦尼克脑病和科尔萨科夫综合征（多神经炎性精神病），其中干性脚气病和湿性脚气病为主要表现。干性脚气病初期症状主要表现为烦躁不安、易激动、头痛。往后，以多发性神经炎症状为主，如下肢倦怠、无力、感觉异常（针刺样、烧灼样疼痛）、肌肉无力、肌肉酸痛（以腓肠肌为主）。还会出现上升性对称性周围神经炎，表现为肢端麻木，先发生在下肢，脚趾麻木且呈袜套状分布。同时可能会伴随有消化道症状，主要表现为食欲不振、恶心、呕吐、腹痛、腹泻或者便秘、腹胀。湿性脚气病主要以水肿和心脏症状为主，包括劳动时呼吸困难、心悸、心动过速、心电图不正常以及高输出量型心力衰竭，且伴有广泛的水肿。另外还有一种较为特殊的脚气病，即婴儿脚气病，多发生于 2 ～ 5 月龄的婴儿，多是维生素 B_1 缺乏的母乳喂养的婴儿，其发病突然，病情急。初期食欲不振、呕吐、兴奋、心跳快、呼吸急促和困难。严重时身体会出现青紫、心脏扩大、心力衰竭和强直性痉挛，这些症状出现后的 1 ～ 2d 患儿易突然死亡，抢救时间非常紧急。患脚气病的婴幼儿脚部略有水肿，用手指压迫时，即出现一个凹陷，压力解除后，此凹陷不能立即消失。韦尼克脑病是维生素 B_1 缺乏的另一严重后果。此病的特殊体征是眼肌麻痹、眼球震颤和共济失调，服用维生素 B_1 后，可迅速见效。韦尼克脑病常伴有科尔萨科夫综合征的体征，其特点是记忆力明显减退、不能获得新知识及健谈症，这种情况常常表现为不可逆性。当视野中出现灯丝闪烁也可能是这种疾病，服用维生素 B_1 与腺苷钴胺可以治疗。

2. 维生素 B_1 与糖尿病

关于维生素 B_1 和糖尿病之间联系的第一个报告可以追溯到 20 世纪 40 年代。几年后，维生素 B_1 缺乏在糖尿病神经病变中的作用变得明显，一些初步研究评估了维生素 B_1 补充的效果。然而，使用维生素 B_1 及其亲脂性衍生物苯硫胺治疗这种并发症直到 20 世纪 90 年代末才获得共识。

关于维生素 B_1 对糖尿病微血管并发症有益作用的第一个证据可以追溯到 1996 年。也是从那时起，几篇基于体外和动物模型的研究讨论了维生素 B_1 在对抗糖尿病微血管病变中的潜在用途。研究表明，维生素 B_1 在加速葡萄糖代谢和消除有毒代谢物方面起关键作用。与糖尿病视网膜病变和糖尿病肾病有关的细胞代谢是不依赖胰岛素的，因此更容易受到葡萄糖诱导的损伤。糖酵解的高活性中间产物积累到细胞质中，加速了参与葡萄糖损伤的4个代谢通路的形成。这4个通路分别为多元醇通路、己糖胺通路、蛋白激酶C的重新合成通路和AGEs形成通路，最终导致活性氧的积累。维生素B_1及其生物活性衍生物（苯硫胺）具有抗氧化作用，通过使上述4种代谢通路正常化，减少高糖条件下增强的活性氧生成。补充维生素B_1还增加了丙酮酸氧化为乙酰辅酶a，从而降低了丙酮酸和乳酸在细胞质中的积累。如果维生素B_1缺乏，这些代谢物的过量积累也可能增加缺氧诱导因子-1α的生成，从而增加血管内皮生长因子的表达，导致糖尿病微血管并发症进一步发展。

六、维生素B_2与健康

1. 维生素B_2的基础知识

维生素B_2又称核黄素，是黄素单核苷酸（flavin mononucleotide，FMN）和黄素腺嘌呤二核苷酸（flavin adenine dinucleotide，FAD）合成的前体，是机体中一些重要的氧化还原酶（如琥珀酸脱氢酶、黄嘌呤氧化酶及NADH脱氢酶等）的辅基。维生素B_2是需氧细胞线粒体代谢和脂肪酸氧化产生能量必不可少的物质。

维生素B_2在各类食品中广泛存在，但通常动物性食物中的含量高于植物性食物，如各种动物的内脏、蛋黄、鳝鱼、奶类等。许多绿叶蔬菜和豆类含量也多，谷类和一般蔬菜含量较少。因此，为了充分满足机体的要求，除了尽可能利用动物肝脏、蛋、奶等动物性食物外，应该多吃新鲜绿叶蔬菜、各种豆类和粗米粗面，并采取各种措施，尽量减少维生素B_2在食物烹调、储藏过程之中的损失。膳食中的大部分维生素B_2以FMN和FAD的形式与蛋白质结合存在。进入胃后，在胃酸的作用下，与蛋白质分离，在上消化道转变为游离型维生素B_2后，在小肠上部被吸收。当摄入量较大时，肝肾常有较高的浓度，但身体贮存维生素B_2的能力有限，超过肾阈即通过泌尿系统，以游离形式排出体外，因此每日身体组织的需要必须由饮食供给。食物来源的维生素B_2可被光破坏以及在碱溶液中加热可被破坏，可能导致其缺乏。当缺乏时，影响机体的生物氧化，使代谢发生障碍，主要表现为口、眼和外生殖器部位的炎症，如口角炎、唇炎、舌炎、眼结膜炎和阴囊炎等。

维生素 B_2 的主要生理功能包括：①参与体内生物氧化与能量代谢，与碳水化合物、蛋白质、核酸和脂肪的代谢有关，可提高机体对蛋白质的利用率，促进生长发育，维护皮肤和细胞膜的完整性，具有保护皮肤毛囊黏膜及皮脂腺的功能；②参与细胞的生长代谢，是肌体组织代谢和修复的必需营养素，如强化肝功能、调节肾上腺素的分泌等；③参与维生素 B_6 和烟酸的代谢，是 B 族维生素发挥协调作用的典范；④参与机体铁的吸收、储存和动员；⑤具有抗氧化活性，可能与黄素酶－谷胱甘肽还原酶有关。

2. 维生素 B_2 与糖尿病

维生素 B_2 是一种被忽视的抗氧化剂，它可能通过转化为氧化形式或作为谷胱甘肽氧化还原循环的组成部分而独立发挥抗氧化作用。维生素 B_2 可以保护身体免受氧化应激，特别是脂质过氧化和再灌注氧化损伤。维生素 B_2 的主要抗氧化活性来自它参与谷胱甘肽的转化。谷胱甘肽是体内一种非常重要的抗氧化剂，它只有在还原状态下才有效。然而，谷胱甘肽还原酶需要 FAD 的参与来将氧化型谷胱甘肽转化为还原形式。还原型谷胱甘肽在不同类型的细胞中作为内源性抗氧化剂。维生素 B_2 还使活性氧和过氧化物（如氢过氧化物）失活。除了谷胱甘肽还原酶，维生素 B_2 还会影响其他抗氧化酶的水平，包括超氧化物歧化酶、过氧化氢酶和谷胱甘肽过氧化物酶。

氧化应激在 2 型糖尿病的发病机制中起重要作用。研究表明，膳食中补充维生素 B_2 可能有助于降低糖尿病并发症的发病率。维生素 B_2 治疗后糖尿病小鼠肾功能和肝功能测试标志物的降低提示维生素 B_2 通过减少氧化应激引起的炎症来降低糖尿病并发症的风险。在该研究中，未经治疗的糖尿病小鼠的肝脏和肾脏显示出广泛的肝脏微结构损伤，包括肝细胞轮廓改变、细胞器稀疏、肝素维持不良，肾小管和肾小球也受到严重影响。这些情况在给动物注射维生素 B_2 后大大减少。而且，该研究还指出，维生素 B_2 通过减少活性氧诱导的炎症，改善了糖尿病患者脂质过氧化、蛋白质羰基化、抗氧化水平和组织损伤。另有研究表明，维生素 B_2 通过改变肠道菌群诱导葡萄糖耐受不良。

七、烟酸与健康

1. 烟酸的基础知识

烟酸，即维生素 B_3，其在人体内还以衍生物烟酰胺的形式发挥作用，是人体中不可缺少的营养成分。烟酸和烟酰胺的性质比较稳定，在酸、碱、氧、光或加热条件下不易被破坏。一般加工烹调损失很小，但会随水流失。烟酸及烟酰胺广泛存在于食物中，植物性食物中存在的主要是烟酸，动物性食物中以烟酰胺为主。烟酸和烟酰胺在肝、肾、瘦畜肉、鱼以及坚果类中含量丰富，在乳、蛋中的含量虽然不高，但其中所含的色氨酸可转化为烟酸。谷类中的烟酸80%～90%存在于种皮中，故受加工的影响较大。

烟酸的主要生理功能包括：①在人体内转化为烟酰胺，烟酰胺是辅酶Ⅰ和辅酶Ⅱ的组成部分，参与体内脂质代谢、组织呼吸的氧化过程和糖类无氧分解的过程，对ATP产生和能量效率至关重要；②影响造血过程，促进铁吸收和血细胞的生成；③维持皮肤的正常功能和消化腺的分泌；④提高中枢神经的兴奋性；⑤提高网状内皮系统与内分泌功能；⑥保护心血管系统，服用烟酸能降低血胆固醇、甘油三酯及β－脂蛋白浓度，溶解纤维蛋白，防止血栓形成以及扩张血管，大剂量烟酸对复发性非致命的心肌梗死有一定程度的保护作用；⑦葡萄糖耐量因子的组成成分，烟酸与铬一样，是葡萄糖耐量因子的组成成分。

烟酸缺乏可引起糙皮病，主要表现为机体裸露部位和易受摩擦部位出现皮炎，主要诱因是缺乏烟酸和蛋白质，特别是含必需氨基酸色氨酸的蛋白质缺乏。糙皮病可分为原发性和继发性两种，其中原发性糙皮病主要是色氨酸摄入减少和烟酸摄入减少。继发性糙皮病主要表现为慢性腹泻、神经性厌食、慢性酒精中毒、严重的溃疡性结肠炎、肝硬化、类癌、色氨酸代谢异常综合征、消化道结核。此病起病缓慢，常有前驱症状，如体重减轻、疲劳乏力、记忆力差、失眠等。若不及时治疗，糙皮病患者可出现皮炎、腹泻和痴呆。

这里需要注意一个问题，玉米中烟酸含量并不低，甚至高于小麦粉，但以玉米为主食的人群容易发生糙皮病，其主要原因包括两个方面，一是因为玉米中的烟酸为结合型，不能被人体吸收利用，二是因为玉米中的色氨酸含量低。如果用碱处理玉米，可将结合型的烟酸水解成为游离的烟酸，而易被机体利用。有些地区的居民虽然长期大量食用玉米，由于玉米经过处理，已形成游离型，并不患糙皮病。中国新疆地区曾用碳酸氢钠处理玉米以预防糙皮病，收到了良好的预防效果。

另需要注意的是，大剂量服用烟酸可导致腹泻、头晕、乏力、皮肤干燥、瘙痒、眼干燥、恶心、呕吐、胃痛、高血糖、高尿酸、心律失常、肝毒性反应。

2. 烟酸与糖尿病

目前的研究发现补充烟酸可增加高密度脂蛋白胆固醇，降低甘油三酯和低密度脂蛋白胆固醇。细胞黏合分子（cellvadhesion molecule，CAM）在动脉粥样硬化形成过程中作用显著，CAM 的表达在糖尿病患者中增加。研究已经发现烟酸补充剂可以减少单核细胞与糖尿病患者内皮细胞的黏附。但研究也发现了烟酸补充剂的负面影响，与冠状动脉药物一样，对曾经发生过心肌梗死的血糖正常或空腹血糖受损（impaired fasting glucose，IFG）的男性补充烟酸，显示 IFG 受试者发生 2 型糖尿病的风险略有增加。

八、泛酸与健康

1. 泛酸的基础知识

泛酸即维生素 B_5，因广泛存在于动植物中而得名。泛酸主要的食物来源为肉类、动物肝脏和心脏等。泛酸因为在自然界广泛存在，一般不易缺乏。如果缺乏，因为其在机体新陈代谢中发挥重要功能，易导致一系列的疾病症状。

泛酸依靠一种广泛存在于机体中的 Na^+ 依赖转运体转运进入细胞。该转运体为泛酸、硫辛酸、生物素所共享，但亲和性依次降低，被称为 Na+ 依赖的多维生素转运体。该转运体可能属于 Na^+ 依赖的葡萄糖载体家族成员，每转运一个泛酸需要两个 Na^+ 协同。

泛酸几乎存在于所有的活细胞中，其主要生理功能包括：①参与碳水化合物、脂肪、蛋白质的代谢，促进糖、脂肪、氨基酸中的乙酸分解；②在体内转变成辅酶 A 或酰基载体蛋白参与脂肪酸代谢反应，是脂肪酸合成类固醇所必需的物质；③参与体内多种物质的合成，如人体的类固醇、卟啉、乙酰胆碱等；④是多种酶的辅酶；⑤维持人体正常的上皮细胞功能。

2. 泛酸与疾病

泛酸缺乏通常很少见，因为这种维生素存在于许多食物中。但是，泛酸缺乏可能出现在严重营养不良的人身上。泛酸缺乏的人通常也缺乏其他营养物质，这使得确定泛酸缺乏对健康的影响具有挑战性。

泛酸激酶 2 基因突变的个体也有可能存在泛酸不足。足够的泛酸激酶 2 突变会降低泛酸激酶2的活性，这可能会降低泛酸向辅酶A的转化，并导致辅酶A水平降低。泛酸激酶2基因突变也会引起泛酸激酶相关神经退行性变。患有此病的人的一个共同特征是大脑中铁的积累，形成了一种被称为“老虎的眼睛”的标志性症状。该病还会表现出进行性运动障碍、构音障碍、肌张力障碍、平衡感差、痉挛和肌肉僵硬等。

泛酸的使用在皮肤病学领域很普遍。非甾体抗炎药在包括皮肤性疾病在内的多种疾病中的作用日益受到关注。一项研究比较了作为特应性皮炎替代治疗的右泛醇与氢化可的松作为标准治疗的有效性。该研究发现，右泛醇可以潜在地治疗轻度至中度儿童特应性皮炎。其他研究表明，右泛醇乳膏可用于处理异维A酸治疗期间发生的黏膜或皮肤副作用。异维A酸用于治疗痤疮，其副作用包括黏膜干燥、唇炎和干燥症。

一些小型临床试验证实了右泛醇作为丸和喷雾在伤口愈合中的应用价值，比如对于术后气管插管、内窥镜鼻窦手术和扁桃体切除术的伤口等，使用右泛醇可获得好的临床结果，但需要进一步的大规模临床研究来推广药物的疗效。

血脂异常是另一个可能使用泛酸的领域。由于泛酸是辅酶A生物合成所必需的，它在脂质的代谢中发挥作用。一项研究得出结论，泛酸降低了低至中度风险试验参与者的心血管疾病风险标志物，如低密度脂蛋白、高密度脂蛋白和总胆固醇等。

九、维生素B_6与健康

1. 维生素B_6的基础知识

维生素B_6包括吡哆醇、吡哆醛和吡哆胺，这3种形式通过酶可互相转换。维生素B_6易溶于水及乙醇，在酸液中稳定，在碱液中易被破坏，吡哆醇耐热，吡哆醛和吡哆胺不耐热。

维生素B_6的食物来源很广泛，动、植物性食物中均含有。含量最高的食物为白色肉类（如鸡肉和鱼肉），其次为肝脏、全谷类产品（特别是小麦）、坚果类和蛋黄。水果和蔬菜中维生素B_6含量也较多，其中香蕉、卷心菜、菠菜的含量丰富。动物性来源的维生素B_6的生物利用率优于植物性来源的食物。在谷类中，维生素B_6主要集中在胚芽和糊粉层，谷类加工成面粉过于精细可导致维生素B_6

含量显著降低。食品加工和储存可影响维生素 B_6 的含量，不同的食物和加工技术会导致丢失 10% ～ 50%。

大部分的维生素 B_6 都能通过被动扩散形式在空肠和回肠被吸收，经磷酸化形成吡哆醛 -5'- 磷酸（pyridoxal-5-phospate，PLP）和吡哆胺，被吸收的维生素 B_6 代谢物在肠黏膜和血中与蛋白质结合。红细胞和肝脏是维生素 B_6 代谢比较活跃的细胞和组织。体内维生素 B_6 有 75% ～ 80% 储存于肌肉组织中。

维生素 B_6 的主要生理功能：①参与氨基酸代谢，维生素 B_6 参与所有氨基酸代谢，PLP 是氨基酸代谢中所需要的一百多种酶的辅酶或辅助因子；②参与糖原和脂肪酸代谢，维生素 B_6 参与葡萄糖代谢，它是糖原磷酸化酶的辅助因子，催化肌肉与肝脏组织中的糖原转化，维生素 B_6 还参与亚油酸合成花生四烯酸的过程，并参与胆固醇的合成与转运；③参与造血，PLP 参与琥珀酰辅酶 A 和甘氨酸合成血红素的过程；④参与某些微量营养素的转化与吸收，如可促进维生素 B_{12}、铁和锌的吸收等；⑤维持免疫功能，促进体内抗体的合成；⑥维持神经系统的功能，维生素 B_6 可促进脑内 γ - 氨基丁酸生成，间接扩张脑血管，促进脑部血液供应，提高葡萄糖磷酸酯酶的活性，增加乙酰胆碱的生成；⑦防治慢性病的作用，维生素 B_6 可降低血浆同型半胱氨酸含量，降低心肌梗死和致死性冠心病发生率。

维生素 B_6 在动、植物性食物中分布相当广泛，原发性缺乏并不常见。维生素 B_6 缺乏通常与其他 B 族维生素缺乏同时存在，主因仍是膳食摄入不足。维生素 B_6 缺乏可致氨基酸、蛋白质、脂类、核酸及糖原代谢紊乱。人体如果长期缺乏维生素 B_6，会发生中枢神经系统、造血系统、皮肤等一系列损害。维生素 B_6 缺乏对婴幼儿的影响较大，长期缺乏会出现体重下降、烦躁、抽搐、癫痫样症状等。维生素 B_6 的毒性相对较低，经食物来源摄入大量维生素 B_6 没有副作用。补充中高剂量的维生素 B_6，达到 500mg/d 时可引起严重不良反应，出现神经毒性和光敏感性反应。

2. 维生素 B_6 与疾病

维生素 B_6 参与人体健康调控的关键途径包括磷酸鞘氨氮代谢、色氨酸分解代谢和转录因子 NF-κB 的作用。最新的研究表明，它通过影响炎症小体的活动，特别是其成分 NLRP3 感觉蛋白，具有减轻体内炎症的作用，这有助于慢性炎症性疾病的控制。

动物试验研究表明，给大鼠补充维生素 B_6 可抑制蛋白尿，且维生素 B_6 和维生素 B_1 的组合显著降低了白细胞核 DNA 的糖基化。有研究比较了 2 型糖尿病伴肾病或不伴肾病者维生素 B_6 的水平，结果表明，2 型糖尿病肾病患者出现维生素 B_6 水平的下降与其代谢变化有关，尤其是在肾病初期患者中。另有研究发现，与健康受试者相比，有或无糖尿病视网膜病变组 PLP 水平也较低。

维生素 B_6 在心血管疾病和降血压中的作用也被广泛讨论。研究发现，血浆 PLP 低水平与动脉粥样硬化、中风和血栓形成的风险增加有关。严重的维生素 B_6 缺乏在人群中比较罕见，低于理想水平或轻微缺乏则较为常见。在韩国开展的一个大样本研究探讨了维生素 B_6 对心血管疾病风险的影响，结果表明，增加维生素 B_6 的摄入量可以降低男性患心血管疾病的风险，但在女性中没有发现这种关系。

十、生物素与健康

1. 生物素的基础知识

生物素，又称维生素 H、辅酶 R、维生素 B_7，是人体内多种酶的辅酶。生物素是在 20 世纪 30 年代研究酵母生长因子和根瘤菌的生长与呼吸促进因子时，从肝中发现的一种可以防治由喂食生鸡蛋蛋白诱导的大鼠脱毛和皮肤损伤的因子。牛奶、牛肝、蛋黄、动物肾脏、草莓、柚子、葡萄、瘦肉、糙米、啤酒、小麦中都含有生物素。肠道细菌也能合成生物素，尚未见人类生物素缺乏的病例。

生物素在脂肪酸、碳水化合物和蛋白质的代谢中起到脱羧、羧化和脱氨的辅酶作用。生物素也是合成维生素 C 的必需物质。另外，生物素还参与维生素 B_{12}、叶酸、泛酸的代谢，促进尿素合成与排泄。生物素在维护皮肤黏膜、头发及指甲的健康中扮演着重要角色，可以防止指甲变脆、变薄和开裂，有“皮肤的忠诚卫士之称”。生物素也是秃头一族的救星，不仅在防止脱发及秃顶上颇见功效，还能预防现代人常见的少年白发。

2. 生物素与糖尿病

一项研究探讨了药理剂量的生物素是否有可能减轻 OLETF（一种 2 型糖尿病动物模型）大鼠骨骼肌的胰岛素抵抗。将 34 周龄的 OLETF 大鼠分成 2 组，对照组给予蒸馏水，实验组给予含 3.3mg/L 生物素的蒸馏水，共 8 周。实验结果显示：①对照组大鼠出现严重的高血糖和高胰岛素血症，而实验组大鼠对口服葡萄糖耐量试验的反应显著低于对照组；②与对照组相比，实验组大鼠后肢的葡萄糖摄取显著升高；③生物素的使用增加了总膜部分中的 GLUT-4 含量，但对质膜部分中的 GLUT-4 含量几乎没有影响。结果提示施用药理学剂量的生物素可防止 OLETF 大鼠骨骼肌中胰岛素抗性的增加，可能是通过 GLUT-4 蛋白表达的增加而不是通过 GLUT-4 易位实现的。

近期的一篇系统评价和 meta 分析全面评估了生物素干预对 2 型糖尿病患者血糖控制和血脂的影响。该系统评价共纳入 5 项随机对照试验的 445 名受试者进行分析，结果表明：①补充 28 ～ 90d 生物素显著降低空腹血糖、总胆固醇和甘油三酯的水平；②补充生物素对胰岛素没有明显的有益影响；③补充生物素对糖化血红蛋白、低密度脂蛋白胆固醇、高密度脂蛋白胆固醇和极低密度脂蛋白胆固醇水平影响的证据有限。

十一、叶酸与健康

1. 叶酸的基础知识

叶酸是一种水溶性 B 族维生素，因绿叶中含量十分丰富而得名。叶酸在自然界中有几种存在形式，其母体化合物由蝶啶、对氨基苯甲酸和谷氨酸三种成分结合而成。叶酸含有 1 个或多个谷氨酰基，天然存在的叶酸大都是多谷氨酸形式的。叶酸的生物活性形式为四氢叶酸。叶酸在酸性溶液中易被破坏，对热也不稳定，在室温中很易损失，见光极易被破坏。人类肠道细菌能合成叶酸，故一般不易缺乏。当吸收不良、代谢失常或长期使用肠道抑菌药物时，可造成叶酸缺乏。

进入机体的叶酸在二氢叶酸还原酶作用下先转变为二氢叶酸，再转化为四氢叶酸。四氢叶酸先在丝氨酸羟甲基化酶的作用下转化为 5,10- 亚甲基四氢叶酸，然后在亚甲基四氢叶酸还原酶的作用下转化为 5- 甲基四氢叶酸。同型半胱氨酸、维生素 B_{12}，在蛋氨酸合成酶作用下，由 5- 甲基四氢叶酸为其提供甲基，合成蛋氨酸。

叶酸的生理功能主要包括：①参与遗传物质和蛋白质的代谢；②影响动物繁殖性能；③影响动物胰腺的分泌；④促进动物的生长；⑤提高机体免疫力。

叶酸缺乏与多种疾病有关，主要包括：①神经管畸形，是胚胎在发育过程中神经管闭合不全而引起的一组缺陷，包括无脑儿、脑膨出、脊柱裂等；②巨幼红细胞贫血，是由缺乏叶酸或维生素 B_{12} 而引起的脱氧核糖核酸合成障碍而导致的一种贫血；③唇腭裂，是最常见的先天性出生缺陷畸形之一，研究发现未补充叶酸或者低叶酸饮食的母亲，生出唇腭裂孩子的风险比正常补充叶酸的家庭大约高6倍；④其他疾病，叶酸缺乏会给母亲和孩子带来很大伤害，如习惯性流产、早产、婴儿出生体重过低、胎儿消化不良及生长迟缓等。

2. 叶酸与糖尿病

一项关于“叶酸补充剂量改善糖尿病预防和管理中的血糖控制”的随机对照试验的系统回顾和 meta 分析探讨了叶酸补充对成年型糖尿病患者血糖指标的影响。纳入分析的 24 项研究报告了空腹血糖、空腹胰岛素、HbA1C 和胰岛素抵抗的稳态模型评估（homeostatic model assessment for insulin resistance，HOMA-IR）作为结果测量指标。分析结果提示：①空腹血糖、空腹胰岛素和 HOMA-IR 显著降低，而 HbA1C 无显著影响；②剂量 - 反应分析显示，叶酸补充剂以非线性方式显著影响 HOMA-IR；③ meta 分析显示剂量、持续时间和空腹血糖、HOMA-IR 和空腹胰岛素浓度的绝对变化之间不存在线性关系。该研究得出的结论：叶酸补充剂显著降低了成年人血糖控制的一些指标（统计学意义上的显著性），但减少得很少（临床上意义不大）。

十二、维生素 B_{12} 与健康

1. 维生素 B_{12} 的基础知识

维生素 B_{12}，又称钴胺素，是人体必需但体内不能合成的水溶性维生素。维生素 B_{12} 是单碳代谢途径中的辅酶，参与甲硫氨酸、嘧啶和嘌呤碱的合成。天然存在于动物性食物中，植物性食物中含量甚微。食物中的维生素 B_{12} 通常与食物蛋白质结合成复合物，进入胃后，复合物中的蛋白质在胃酸和胃蛋白酶的作用下被降解，解离出维生素 B_{12}，后者与胃黏膜细胞分泌的内因子（intrinsic factor，IF）结合，形成 IF-B_{12} 复合物，避免了胃液中的胃酸和胃蛋白酶对维生素 B_{12} 的破坏。IF-B_{12} 被运送到小肠（回肠）后被吸收，90% 的维生素 B_{12} 在肝脏储存。胃酸、胃蛋白酶、内因子对维生素 B_{12} 的吸收起到关键性的作用。如果一个人缺乏胃酸，会影响维生素 B_{12} 的吸收，如果胃被切除，无法分泌内因子，也会影响维

生素 B_{12} 的吸收。维生素 B_{12} 的贮存量很少，2 ～ 3mg，主要随尿排出，部分随胆汁排出。

维生素 B_{12} 主要生理功能有以下几个方面。①作为甲基化酶的辅因子，参与氨基酸和蛋白质的合成，如使甲基四氢叶酸转变为四氢叶酸而将甲基转移给甲基受体，使甲基受体成为甲基衍生物。维生素 B_{12} 缺乏会影响婴幼儿的生长发育。维生素 B_{12} 缺乏时，从甲基四氢叶酸上转移甲基基团的活动减少，使叶酸变成不能利用的形式，导致叶酸缺乏症。②促进红细胞的发育和成熟，维生素 B_{12} 有助于将甲基丙二酰辅酶 A 转化成琥珀酰辅酶 A。③维护神经系统健康，可以维护神经髓鞘的代谢与功能。缺乏维生素 B_{12} 时，可引起神经障碍、脊髓变性，并可引起严重的精神症状。维生素 B_{12} 缺乏可导致周围神经炎。小孩缺乏维生素 B_{12} 的早期表现是情绪异常、表情呆滞、反应迟钝，最后导致贫血。

维生素 B_{12} 缺乏的症状和体征主要包括以下几个方面。①巨幼红细胞性贫血（恶性贫血），骨髓中产生的红细胞又大又脆，无法进入血液循环，且易破裂，血液中红细胞数目比较少，容易出现贫血面容。另外，红细胞破裂后产生大量的胆红素，易出现黄疸症状。②虚弱和疲劳感，主要是因为血液中红细胞不能有效地将氧运输到身体的各个组织和细胞中。③神经系统功能障碍，精神抑郁，记忆力减退，感觉异常，四肢麻木，手、脚或腿刺痛。④舌炎和口腔溃疡，舌红肿，舌面成片发红及光滑，或出现溃疡。⑤高同型半胱氨酸血症，维生素 B_{12} 缺乏导致同型半胱氨酸不能转变为蛋氨酸，在血液中有大量的同型半胱氨酸堆积，导致心血管疾病、高血压、动脉粥样硬化、阿尔茨海默病、抑郁症、认知功能减退等的危险因素。

容易缺乏维生素 B_{12} 的人主要包括：①严格素食主义的人；②胃肠道疾病患者（如克罗恩病或乳糜泻）；③曾接受过胃肠手术的人（如胃切除手术或肠切除手术）；④老年人，因为胃酸分泌减少，导致维生素 B_{12} 吸收减少；⑤长期服用二甲双胍控制血糖的人；⑥服用质子泵抑制剂（胃酸分泌抑制剂）治疗慢性胃灼热的人；⑦经常饮酒过多或酗酒者；⑧患有萎缩性胃炎及平时胃酸不足者等。

2. 维生素 B_{12} 与糖尿病

维生素 B_{12} 缺乏在 1 型糖尿病和 2 型糖尿病中非常普遍，且具有多种临床表现，包括记忆障碍、痴呆、谵妄、周围神经病变、脊髓亚急性联合变性、巨幼红细胞性贫血和全血细胞减少等。

糖尿病患者采用二甲双胍治疗可能出现维生素 B_{12} 缺乏，但很少有研究评估其长期风险。一项研究通过对糖尿病预防项目及其结局研究进行二次分析评估了长期使用二甲双胍导致维生素 B_{12} 缺乏症的风险，该项目在美国的 27 个研究中心进行。在对安慰剂组（placebo group，PLA）（$n=1082$）或二甲双胍组（metformin group，MET）（$n=1073$）进行了为期 3.2 年的研究后，MET 组的受试者再接受 9 年开放的 MET 治疗。MET 的使用剂量为 850mg，每日两次。纳入研究的合格的研究对象的标准是空腹血糖升高、葡萄糖耐量降低和超重 / 肥胖。其结局指标有 B_{12} 缺乏症、贫血和周围神经病变。该研究的主要结果：①在第 5 年时，血清中维生素 B_{12} 含量（≤ 203pg/mL）在 MET 组比 PLA 组更常发生（4.3% vs. 2.3%；$P=0.02$），但在第 13 年时两组没有显著差异（7.4% vs. 5.4%；$P=0.12$）；②在第 5 年时，合并的低维生素 B_{12} 含量（低＋临界低）（≤ 298pg/ mL）在 MET 组中更常见（19.1 vs. 9.5%；$P<0.01$），但在第 13 年时两组的差异存在统计学显著性（20.3 vs. 15.6%；$P=0.02$）；③长期使用 MET 与维生素 B_{12} 缺乏风险增加之间存在显著相关性，比值比（odds ratio，OR）为 1.13，95%置信区间（confidence interval，CI）为 1.06 ～ 1.20；④ MET 组贫血患病率较高，但维生素 B_{12} 状态无差异；⑤ MET 组的神经病变患病率较高，维生素 B_{12} 水平较低。

一项回顾性病例对照研究评估了妊娠期维生素 B_{12} 和叶酸的状况及其与母亲肥胖和妊娠期糖尿病（gestational diabetes mellitus，GDM）和后代出生体重的关系。研究对象为 344 名妇女，其中 143 名为 GDM 患者，201 名无 GDM。在孕早期，所有受试者均在地区综合医院测量了维生素 B_{12} 和叶酸水平，并记录了母亲相关基础情况，包括疾病史、孕早期 BMI 和新生儿数据（出生体重、性别和孕龄）等。该研究的主要研究结果：① 344 名妇女中，维生素 B_{12} 水平低下（＜ 150pmol/L）者占 26%，GDM 组和非 GDM 组分别为 32% 和 22%（$P<0.05$），叶酸缺乏占 1.5%；②在调整混杂因素后，孕早期 BMI 与妊娠晚期维生素 B_{12} 水平呈负相关；③维生素 B_{12} 缺乏的女性其肥胖和 GDM 的概率较高，调整的比值比及 95% CI 分别为 [2.40（1.31 ～ 4.40），$P=0.004$] 和 [2.59（1.35 ～ 4.98），$P=0.004$）]；④在无 GDM 的女性中，维生素 B_{12} 水平处于下四分位数和叶酸水平处于上四分位数者产出巨大胎儿的调整风险显著升高，其相对危险度及 95%CI 分别为 [5.3（1.26 ～ 21.91），$P=0.02$] 和 [4.99（1.15，21.62），$P=0.03$]。该研究的主要结论为：①母体维生素 B_{12} 水平与 BMI、GDM 风险相关，可能对娩出巨大儿有独立影响；②鉴于母亲肥胖和 GDM 负担的日益增加，有必要在妊娠早期进行维生素

B_{12} 的测量并开展随访性研究来探索维生素 B_{12} 水平与妊娠相关结局之间的关系。

十三、维生素 C 与健康

1. 维生素 C 的基础知识

维生素 C，又称抗坏血酸。新鲜蔬菜、水果中富含维生素 C，深色叶菜中维生素 C 的含量高于根茎类；酸味水果中维生素 C 的含量高于无酸味水果，辣椒、菜花、西红柿、柑橘等中也富含维生素 C。

维生素 C 的生理功能包括：①有较强的还原性，参与体内氧化还原过程，还原其他活性氧化剂，保护 DNA、蛋白质等免受氧化破坏；②参与胶原的形成和维持；③促进铁的吸收和储存，将 Fe^{3+} 转化为 Fe^{2+} 可提高吸收和利用率；④参与胆固醇及酪氨酸、色氨酸的代谢；⑤解毒作用，缓解汞、铅、砷、苯、药物及毒素对机体造成的危害；⑥防癌作用，清除自由基。

维生素 C 缺乏对健康的影响：①发生坏血病，其主要症状是出血和骨骼变化；②毛细血管脆性增强，齿龈出血、肿胀，结膜出血；③毛囊角化及皮下瘀斑；④皮下、肌肉和关节出血及血肿形成，关节疼痛，易骨折等；⑤骨质疏松，其原因是维生素 C 缺乏造成胶原合成障碍，骨有机质形成不良。

2. 维生素 C 与疾病

有研究提示补充维生素 C 可以通过促进前列腺素 E1（prostaglandin E1，PGE1）、前列腺环素（prostacyclin，PGI2）、内皮型一氧化氮（endothelial nitric-oxide，eNO）的形成来降低患者的高血糖和血压，并使必需脂肪酸代谢恢复正常，促进脂氧素 A4（lipoxin A4，LXA4）的形成。LXA4 是一种有效的抗炎、血管扩张和抗氧化剂。体外和体内研究表明，PGE1、PGI2 和 NO 具有细胞保护和基因保护作用，从而保护胰腺 β 和血管内皮细胞免受内源性和外源性毒素的细胞毒性作用。这些作用说明除了维生素 C 除了作为直接的抗氧化剂外，还通过增强 PGE1、PGI2、eNO、LXA4 的形成并使多尼酸（LXA4 的前体）含量恢复正常，在细胞保护、抗突变、血管扩张和抗血小板聚集等方面发挥重要作用，这解释了它在 2 型糖尿病和高血压中的有益作用。

（沈旭慧　王珍）

第三章 饮食模式

第一节 中国居民膳食

《中国居民膳食指南》(以下简称《指南》)是关于如何选择食物、如何烹调食物、如何搭配食物的指导性建议。《指南》的制定是集体智慧的结晶，符合营养科学的基本原则，考虑到人体营养需求以及食物可获得性。

一、平衡膳食八准则

1. 食物多样，合理搭配

食物多样是实践膳食平衡的基础，也是满足人体基本营养需要的基础。合理搭配是膳食平衡的关键，只有将各类食物的品种和数量合理搭配才能实现平衡膳食的目标。要做到食物多样化又不至于过量，每样要少。目前我国许多居民存在膳食结构不合理的问题，尤其是老年人群的膳食数量和比例搭配不合理。平衡膳食可提高机体免疫力，降低心血管疾病、高血压、糖尿病、结直肠癌以及乳腺癌的发病风险。食物多样化首先要做到类别全，每天的食物最好要覆盖 4 大类，包括谷薯杂豆类、蔬菜水果类、鱼禽畜蛋奶类、大豆坚果类。每天要摄入 12 种以上食物，每周 25 种以上。要做到膳食平衡，则需要考虑三餐搭配的问题：①主食、副食搭配。主食是指谷薯杂豆类，能够提供我们一餐当中大部分的能量；副食为动物性食物、蔬菜等。②主食粗细搭配。主食的选择要做到粗粮和细粮的合理搭配、混合食用。粗粮指碾磨程度比较低的糙米、全麦，玉米、燕麦等杂粮，红豆、花豆等杂豆，红薯、芋头等薯类；细粮指精米、白面等。粗粮、细粮按 1 ∶ 3 或者 1 ∶ 2 的比例搭配着吃，既能获得更丰富的营养，又能避免因摄入粗粮过多而引起的腹胀、消化不良等问题。③副食荤素搭配。荤指荤菜，即动物性食物；素指素菜，即植物性食物。二者主要的营养成分不同，搭配起来取长补短更健康。

2. 吃动平衡，健康体重

运动有利于身心健康，维持健康体重取决于机体的能量平衡。体重过高或过低都不利于身体健康，增加了多种疾病的发病风险。超重、肥胖及久坐不动是多种代谢性疾病及全因死亡的独立危险因素。合理规律运动可以降低全因死亡风险，久坐不动会增加全因死亡风险。增加身体活动可以降低心血管疾病、糖尿病、结直肠癌、乳腺癌的发病风险，有效消除压力、缓解抑郁和焦虑、改善睡眠以及提高生命质量。各个年龄段的人都应该天天坚持身体活动，保持健康体重。要做到身体活动充足，每周至少进行 5 次中等强度的身体活动，累计 150min 以上。鼓励适当进行高强度身体活动，加强阻力运动，每周 2 ～ 3d。另外，还可以通过设定目标，循序渐进地进行运动，寻找自己比较喜欢的运动方式，渐渐地，运动就会成为一种习惯。减少久坐时间，最好每小时能起来活动 10min 以上。要做到食不过量也需要一些策略，如定时定量进餐、细嚼慢咽、分餐制、减少高能量加工食品的摄入。

3. 多吃蔬果、奶类、全谷、大豆

蔬果提供丰富的微量营养素、膳食纤维和植物化学物质，对我们的健康饮食起到“为助、为充”的作用。特别是近些年谷物粮食日趋精细化，导致日常饮食中膳食纤维不足，更需要我们加大蔬果的摄入，以便补充植物来源的膳食纤维和各类维生素，确保身体（尤其是消化道）的健康。多吃蔬果可降低心脑血管疾病的发生风险。增加蔬菜摄入总量尤其是十字花科和深绿色植物的摄入可降低肺癌的发生风险。增加全谷物的摄入可降低体重增长以及 2 型糖尿病的发生风险。多吃蔬果和全谷物可降低结直肠癌的发生风险，助力肠道健康。牛奶及其制品富含钙，对增加儿童骨密度有一定作用。酸奶可以改善便秘，防治乳糖不耐症，增强幽门螺杆菌的根除率。大豆及其制品含有多种有益健康的物质，对健康和多种疾病的防治起到有益作用。蔬菜尽量以新鲜蔬菜为主，每天至少食用 300g 的新鲜蔬菜，深色蔬菜要占到 1/2，做到餐餐有蔬菜。另外，在烹饪方面，尽量保留蔬菜的营养，先洗后切，开汤下菜，急火快炒，炒好即食。炒蔬菜的时候，快起锅的时候放盐，这样既保证了蔬菜有味，又尽量减少了盐分的摄入。水果也应做到天天有，每天摄入 200 ～ 350g 的新鲜水果，果汁不能代替水果。奶制品种类也很多，应该尽量做到多样化，摄入量相当于每天 350g 液态奶的量。经常吃全谷物，大豆制品，适量吃坚果，每周 50 ～ 70g 为宜。

4. 适量吃鱼、禽、蛋、瘦肉

这几类食物能为机体提供丰富的蛋白质、脂肪、维生素 A、B 族维生素、铁、锌和硒等。研究表明，增加水产类摄入量可降低全因死亡风险以及脑卒中的发生风险。适量摄入禽蛋类与心脑血管的发病风险无明显关系。过量摄入畜肉类可增加 2 型糖尿病、结直肠癌和肥胖的发生风险。烟熏肉可增加胃癌和食管癌的发生风险。我国居民目前这四类食物的摄入比例欠合理，畜肉摄入比例过高，水产和禽类摄入比例过低。《指南》建议的这几类食物的总推荐量为平均每天 120 ～ 200g，每周最好能吃 2 ～ 3 次水产类，量达到 300 ～ 500g，蛋类 300 ～ 350g，畜禽类 300 ～ 500g。少吃加工肉制品。鸡蛋是最符合氨基酸模式的蛋白质食物，吃鸡蛋不要弃掉蛋黄。总之，优先选择水产类，其次是禽肉类，尽量少吃烟熏等加工类食物。

5. 少盐少油，控糖限酒

我国居民油盐摄入量居高不下、儿童糖摄入量持续升高已经成为我国肥胖和慢性病发生和发展的关键性影响因素。研究表明，高盐（钠）摄入可增加高血压、脑卒中、胃癌和全因死亡的风险。油类除了烹饪所用，还存在于肉类当中，适量食用能对身体起到“润滑剂”的健康作用，但若摄入过量则容易代谢不完全而形成脂质斑块，在血管壁上沉积，增加肥胖、心脑血管疾病风险。糖的摄入量增加显著增加了儿童龋齿和肥胖的发生率。饮酒可导致肝脏损伤，增加了酒精性脂肪肝、肝硬化和肝癌的发生风险，以及结直肠癌、乳腺癌、心血管疾病的发生风险。培养清淡饮食的好习惯，盐的摄入量每天不超过 5g，食用油的摄入量在 25 ～ 30g 之间，尽量做到量化用盐、用油。同时还需要注意隐形盐（钠）的问题，日常生活中，我们对盐的摄入不仅仅局限于炒菜时作为调味品使用的盐，还包括酱油、腌菜、零食等其他含有氯化钠成分的食物。烹调油尽量用植物油，避免高温，尽量凉拌。糖的摄入量每天不要超过 50g，最好控制在 25g 以下，不喝或少喝含糖饮料。酒精的量每天不超过 15g。

6. 规律进餐，足量饮水

合理安排一日三餐，定时定量，不漏餐，每天吃早餐，早餐要吃好。规律进餐，饮食适度，不暴饮暴食，不偏食挑食，不过度节食。足量饮水，少量多次，主动喝水。在温和气温条件下（25℃），轻体力活动水平成年男性每天喝水

1700mL，成年女性每天喝水 1500mL。推荐喝白开水。少喝或不喝含糖饮料，不用饮料代替水。早餐对我们来说十分重要，合理的早餐应提供全天约 1/3 的能量及营养素，可以说早餐是启动大脑的“开关”。早餐距离前一餐或最近一次进食的时间比较长，通常在 10 小时以上，如不及时补充热量，机体就会动用肝脏储存的糖原，糖原不足时，血糖就会降低，造成精神不振或精神不集中。长期不吃或者不科学地进食早餐会引发各种健康问题，比如可能影响青少年的生长发育，对儿童青少年的认知能力以及能量和营养素摄入量也会产生不良的影响。另外，不吃早餐还会诱发肠炎等肠胃疾病，易患感冒、心血管疾病、肥胖和加速衰老等。早餐不仅要吃，还要吃好。早餐应尽可能提供多种类的营养素，既包括谷薯类等主食类食物（提供碳水化合物），又要包括蛋、奶或肉类等（提供优质蛋白质）以及蔬菜、水果类（提供丰富的维生素和矿物质），以保证一天中能量与营养素的需要，为一天的健康生活打下良好的基础。可以说，早餐决定了一个人一整天的状态。

7. 会烹会选，会看标签

选择食物的时候，尽量选择营养密度高的食物，学会阅读食物标签，合理选择预包装食品，掌握烹饪方法。食物是人体获得能量和各种营养素的主要来源，如果采取不正确的加工烹饪方法，就会导致食物的营养素大量流失，无法为人体提供营养。以菜品的烹饪为例，菜品的烹饪一般包括初加工和深加工两个步骤。初加工过程中，一般要求是先洗后切，这主要是为了保证营养素不流失，刀口越多营养素流失的可能就越大。菜品的切配也很关键，厚薄不一致会直接影响菜品的口感，在相同的时间、相同的受热情况下，厚的原料不易成熟也不易入味。动物性原料的切配还必须掌握纹理走向，比如牛肉要横着纹理走向切才会显示出牛肉的嫩，否则就会显得很“柴”。切配后的处理也需要注意一些技巧，有些菜品在切配后必须立即烹饪，否则会影响食材的鲜嫩度，不立即烹饪的必须做出相应的处理，比如说浸泡在水里，防止蔬菜的营养物质和一些含有鞣酸的蔬菜和空气接触而发生氧化，会影响菜品质感。菜品的深加工是指菜品的烹饪过程，烹饪过程是做菜最重要的一步，也需要注意几个方面的事宜。比如用油方面，不同的菜用不同的油，炒菜一般要用黄花菜油，炸东西一般要用色拉油。炒菜要采取冷锅热油的方式进行。炸东西的油温要控制好，根据食材的需要分高温炸和低温炸，不管是高温还是低温，都最好不要超过 200℃，否则不利于保留食物营养。菜品的制作中，调味品的使用同样至关重要，放得太多会导致口味变重，不够会导致偏淡。有腥味的食物一定要先进行去腥处理，在加工中要合理运用香味调料。另外，根据公共营养学的相关知识，食物能生吃的就尽量生吃，不能生吃的尽量不要加工得太老，太老会导致营养素流失或变性。营养最佳的吃法：能蒸的就不要煮，能煮的就不要炒，能炒的就不要煎，能煎的就不要炸，能炸的就不要烤。

8. 公筷分餐，拒绝浪费

采用分而食之的“分餐”方式，就餐时一人一小份，每个人餐具相对独立，或者使用公筷公勺，可以有效地降低经口、经唾液传播传染性疾病的发生和交叉感染的风险；分餐制还有利于明确食物种类、控制进餐量，实现均衡营养，培养节约、卫生、合理的饮食“新食尚”。针对目前我国食品浪费现象广泛存在的问题，厉行节约、反对浪费，既是保障国家粮食安全以及维持食物系统可持续发展的迫切需要，又是弘扬中华民族勤俭节约传统美德、落实膳食指南、推进文明餐饮、促进“新食尚”的重要举措。可持续发展理论是指既满足当代人的需要，又不对后代人满足其需要的能力构成危害的发展，以公平性、持续性、共同性为三大基本原则，最终目的是达到共同、协调、公平、高效、多维的发展。

二、老年人膳食指南

中国将老年人的年龄标准定义为 65 岁及以上，分为 65 ～ 79 岁的一般老年人和 80 岁及以上的高龄老年人两部分。进入老年阶段，工作环境、社会交往和生活环境都已经发生了很大的变化，身心功能出现了较为明显的衰退，比如咀嚼能力、消化能力以及其他的各种感觉反应都相对迟缓，这些变化会增加一般老年人群营养不良的风险，减弱对疾病的抵抗力，不利于老年人的身心健康。不过，良好的膳食有助于维护老年人的身体功能，保持老年人的身心健康。与一般老年人相比，高龄老年人的身体功能上退化得更为明显，常常共患多种慢性疾病，生活自理能力和心理调适能力更是显著下降，营养不良的发生率更高，在营养方面需要更加精细化和个性化的膳食指导。

一般老年人的膳食应在普通人群膳食平衡的基础上进一步优化，特别是提供丰富多样的、易于老年人消化吸收和利用的食物，并且应多选择含优质蛋白质的动物性食物和大豆类食物。老年人应积极参加家庭和社会活动，多与家人沟通，尽可能多与家人和朋友一起进餐，心情开朗则食欲好。另外，老年人要积极参加户外运动，享受阳光，延缓肌肉衰老，保持适宜体重。老年人还要定期体检，进行营养状况评价，预防营养缺乏。

高龄老年人的核心膳食推荐要点：①食物多样化，多种方式进食，保证充足的食物摄入；②选择质地细软、能量和营养素密度高的食物；③多吃鱼、禽、肉、蛋、奶和豆制品，配合适量的蔬菜和水果；④定期进行营养筛查和评估，预防营养不良；⑤在需要的情况下补充适量的营养剂，提高生活质量；⑥多参加健身或益智类活动，促进身心健康。

三、特殊人群的营养推荐

1. 心血管疾病患者的营养防治原则

①肥胖是心血管疾病的重要危险因素，控制总能量摄入，保持理想体重；②限制脂肪和胆固醇的摄入，膳食中脂肪摄入量占总能量的 20% ～ 25% 为宜，饱和脂肪酸摄入量应小于总能量的 10%。饱和脂肪酸、单不饱和脂肪酸、多不饱和脂肪酸的比例为 1 ∶ 1 ∶ 1。适当多吃些富含必需脂肪酸的鱼类，少吃富含胆固醇的动物内脏；③适量摄入大豆以及豆制品等富含优质蛋白质的食物，少食单糖和双糖的甜食以及含糖饮料；④保证充足的膳食纤维摄入，比如燕麦、蔬菜和玉米等；⑤供给充足的维生素和无机盐，多吃新鲜的富含维生素 C 和维生素 E、具有抗氧化作用的蔬菜和水果，多喝牛奶，吃鱼、虾等富含钙和镁的食物，适当增加根茎类、杏和梅等含钾元素丰富且有利于钠和水排出的食物；⑥饮食清淡、少盐、限酒，每日食盐的摄入量应在 6g 以下（包含酱油、咸菜等含盐的食物）；⑦适当多吃保护性食物，比如洋葱、香葱等富含植物化学物质的食物，对心血管具有保护作用。

2. 糖尿病患者的营养防治原则

①控制总能量是糖尿病饮食治疗的首要原则；②供给适量的碳水化合物，碳水化合物的供能占总能量的 60%，特别是 GI 和 GL 的碳水化合物；③供给充足的膳食纤维；④供给充足的蛋白质，主张蛋白质占总能量的 10% ～ 20%，当肾脏功能正常时，糖尿病患者的膳食蛋白质与正常人近似，当合并肾脏疾病时，应在医生的指导下合理安排每日膳食的蛋白质质量；⑤控制脂肪摄入量，主张脂肪占总能量的比例不能高于 25%；⑥多食蔬菜，供给充分的维生素和无机盐；⑦不

宜饮酒；⑧合理安排每日三餐，必要时少量多餐。

3. 肥胖患者的营养防治原则

①控制总能量；②限制脂肪摄入量；③碳水化合物的供给要适量；④限制辛辣及刺激性食物及调味品的摄入，因为这些食物可以刺激胃酸分泌，容易使人增加饥饿感，提高食欲；⑤膳食中必须有足够数量的新鲜蔬菜和水果；⑥注意烹调方法，多采用蒸、煮、炖等，避免油煎、油炸和爆炒等；⑦养成良好的饮食习惯。

4. 骨质疏松患者的营养防治原则

①提高峰值骨量。从儿童期开始注意补充足够的钙，青春期摄入量应在1000mg/d 以上；②提高身体活动量，负重运动有助于骨骼发育、增加骨量，多进行户外活动，多接受日光照射以增加维生素 D 的合成；③避免一些不良习惯，比如吸烟、过量饮酒和咖啡都不利于提高骨峰值，而且在更年期骨流失会更多；④注意钙的补充，尤其是更年期或绝经后的妇女，钙的补充应以饮食为主；⑤补充维生素 D，每日需要一定时间的户外活动，可适当补充维生素 D；⑥多食用一些大豆及其制品，补充大豆异黄酮的摄入；⑦必要时在医生的指导下服用治疗骨质疏松的药物。

（朱声涛　张颖）

第二节 地中海饮食

地中海饮食（Mediterranean diet，MD），从字面上理解就是泛指地中海地区的饮食习惯。因为生活在地中海沿岸的人们，大多有相同或类似的习惯，“地中海饮食”因此得名。2010年，地中海饮食被列入联合国教育、科学及文化组织人类非物质文化遗产代表作名录。地中海饮食已被视为一种健康且环境可持续的食品模式和文化遗产。2019年，世界卫生组织发布了世界各国人均寿命排行榜，排名前十位的国家中有4个来自地中海沿岸，分别是西班牙、法国、意大利和以色列。《美国新闻与世界报道》每年邀请一些医疗专家组成评审团，评比全球的各种饮食模式，地中海饮食5年（2018—2022年）蝉联“最佳整体饮食”。在2021年的榜单中，地中海饮食模式除了蝉联“最佳饮食榜单”外，还包含在最佳糖尿病饮食、最佳心脏病饮食、最容易遵循的健康饮食等8个榜单中，总共获得6项第一。2022年，地中海饮食在最佳植物性饮食、最佳健康饮食和最容易遵循的饮食中排名第一。发表在《细胞》《自然》《科学》《柳叶刀》《新英格兰医学杂志》《美国医学会杂志》等顶级学术期刊上关于地中海饮食或生活方式的研究数不胜数。

一、地中海饮食的主要特点

地中海饮食的主要特点包括：①坚果是饮食中不可或缺的组成部分，比如杏仁、榛子、松子、开心果和核桃等，富含不饱和脂肪酸、蛋白质、纤维、矿物质和植物化学成分；②橄榄油是饮食的决定性成分，橄榄油含有单不饱和脂肪酸和多酚等成分，具有抗氧化和抗炎效应；③水果和蔬菜是传统地中海饮食的重要组成部分，富含多种抗氧化、抗炎和抗血小板凝聚以及调节血压的营养成分和非营养化合物，比如膳食纤维、维生素、矿物质和植物化学物质；④饮食中的谷物，主要是全谷物，GI低，纤维含量高，有助于控制体重，降低血液胆固醇，减少炎症和心血管疾病的发生风险；⑤豆类富含低饱和脂肪酸、必需营养素、植物化学物质，在饮食中可部分替代动物产品，对血脂、葡萄糖水平、胰岛素抵抗、炎症、氧化过程有降低和抑制作用；⑥每日适量吃些酸奶或奶酪，有助于骨骼健康；⑦多吃鱼，少吃肉，鱼中富含 EPA 和 DHA，具有很强的心血管益处，包括降低甘油三酯、降低心率和血压、改善心肌功能和效率、减少炎症和抗心律失常等；⑧适量饮用红酒，饭前适量饮用红酒可能会预防心血管疾病、糖尿病等一些慢性疾病或降低死亡风险，带来广泛的健康益处。地中海饮食因为有其独特的环境支持，已经演变为一种生活方式，地中海生活方式倡导每天进行定期户外体育锻炼、适当暴露在阳光下以促进维生素 D 的合成、规律睡眠和休息等，已经远远超出了地中海饮食本身。

二、地中海饮食的量化解释

日常生活中可以遵循以下 10 条规则：①以种类丰富的植物食品为基础，包括大量水果、蔬菜、土豆、五谷杂粮、豆类、坚果；②对食物的加工尽量简单，并选用当地、应季的新鲜蔬果作为食材，避免微量元素和抗氧化成分的损失；③烹饪时用含不饱和脂肪酸植物油代替富含饱和脂肪酸的各种动物油以及各种人造黄油，尤其提倡食用橄榄油；④适量吃一些低脂或者脱脂的奶酪、酸奶类的乳制品；⑤每周吃两次鱼或者禽类食物（鱼类营养更好）；⑥ 1 周吃不多于 7 个鸡蛋；⑦用新鲜水果代替甜品、甜食、蜂蜜、糕点类食物；⑧红肉尽量少吃，每月吃的总量不超过 450g，尽量选用瘦肉；⑨适量饮用红酒，最好进餐时饮用，避免空腹；⑩除了均衡的膳食结构外，地中海式饮食还强调健康的生活方式、乐观的生活态度以及每天坚持运动。

三、警惕地中海饮食的几个陷阱

在日常践行地中海饮食时，需要避开以下几个陷阱：①慎选油脂。以植物性来源为主，尽量避免动物性油脂。地中海饮食强调选橄榄油，但若考虑当地取用方便性，在中国也可用茶油、芥花籽油、葡萄籽油、胡麻油等富含不饱和脂肪酸的植物性油脂作为代替。另外，建议尽量以凉拌方式使用橄榄油，避免高温烹调变质，否则会产生对人体不好的反式脂肪酸、自由基和致癌物质。②海鲜、肉类来源需避免重金属及药物残留。如今环境污染与食品安全问题层出不穷，因此在挑选海鲜、肉类时也要特别留意食物来源地，避免重金属及药物残留对身体造成负担。③水果较甜，建议以蔬菜比例为重。水果大多甜度高、糖分多，所以在摄取时要注意适量，以蔬菜为主、水果为辅。④地中海饮食能够让人体补充到丰富的电解质，但是如果肾功能不好或有肾脏方面疾病者，可能无法正常排出这些矿物质，反而会引起电解质不平衡导致身体出问题，建议请医生评估后再执行。⑤麸质过敏者可能不适合传统地中海饮食。地中海饮食主张食用全麦和精制小麦所制成的面包、意大利面等作为主食。不少人在改变饮食的过程中发现自己对麸质过敏，这种情况下，尽量选择无麸质的全谷杂粮类，例如紫米、小米、藜麦、荞麦、薏苡仁，以避免麸质过敏引起胀气、腹泻等。

四、地中海饮食的中国化

考虑到中国食物种类来源广泛，饮食风格的多元化，下面列出比较适合中国人的地中海饮食的适用版食材（表 3–1）。

表 3–1　地中海饮食对应的中国化食材

类别	代替物
油脂类	橄榄油、苦茶油、葡萄籽油、胡麻油
全谷杂粮类	糯米饭、粢米饭、胚芽米饭、全麦面包、全麦馒头及其他全麦制品、燕麦、全荞麦、玉米、小米、藜麦、马铃薯、芋头、南瓜、山药、莲藕、红豆、绿豆、蚕豆
蔬菜及菌菇类	菠菜、包菜、大白菜、花椰菜、韭菜花、萝卜、胡萝卜、青椒、茄子、冬瓜、丝瓜、苦瓜、小黄瓜、四季豆、豌豆荚、绿豆芽、香菇、洋菇、杏鲍菇、金针菇、紫菜、海带
水果类	苹果、梨、桃、李、葡萄、桑葚、草莓、黑枣、芒果、木瓜、香蕉、橘子、橙子、柚子、西瓜
豆类及其制品	豆腐、豆干、豆皮、素肉、黄豆、毛豆、黑豆
禽肉类	鸡肉、鸭肉、鹅肉
水产类	鱼、虾及各种海产品
乳制品	牛奶、酸奶
坚果及种子类	杏仁、核桃、开心果、南瓜子、芝麻、腰果、花生、西瓜子等

五、地中海饮食与健康

1. 地中海饮食与肥胖

肥胖已经成为全球重大的公共卫生问题，它与多种非传染性疾病有关，包括高血压、血脂异常、2 型糖尿病、心血管疾病和多种癌症。包括地中海饮食在内的许多宏量营养素组成的各种流行饮食模式已被提出和研究，并被用于肥胖的预防和管理。目前的大量研究支持地中海饮食是预防肥胖相关疾病的最有效方法的假设。其主要原因是肥胖的负面影响可以通过大量的体重减轻来部分逆转，特别是当采用低热量食物并结合足够的体育活动时。此外，地中海饮食的组成可有效降低血脂异常，积极调节肠道菌群和免疫系统，显著减少炎症介质水平，这也是许多肥胖相关疾病的常见的共同的原因。

流行病学研究表明，坚持采用地中海饮食与 BMI 和体重增加呈负相关，对地中海饮食的较高依从性与维持体重的可能性增加相关。关于地中海饮食干预性研究的证据表明，减重效应更多地取决于能量摄入多少，而并非宏量营养素的组成。然而，研究者认为采用地中海饮食模式者，即使没有限制能量，也与体重增加无关。一项大规模的地中海饮食随机对照试验，7447 名患者被随机分为补充橄榄油的地中海饮食组、补充坚果的地中海饮食组和低脂饮食组，随访时间中位数为 4.8 年。两个地中海饮食组的脂肪含量占每日能量的 42%。尽管研究人群中超重和肥胖的患病率很高，但在两个干预组中都不要求限制能量，也不鼓励体育活动。随访结果表明：①三组参与者的体重都略有减轻，腰围有所增加；②与低脂饮食组相比，两个地中海饮食组的体重均无显著差异，补充橄榄油的地中海饮食组和补充坚果的地中海饮食组体重降低均差（95%CI）分别为 [− 0.410 kg（95% CI： − 0.830 ～ 0.01； $P = 0.056$ ）] 和 [− 0.016kg（95%CI： − 0.453 ～ 0.421； $P = 0.942$ ）]；③地中海饮食与中心性肥胖增加较少相关，5 年后调整后的腰围降低 [均差（95%CI）] 分别为 [− 0.466 cm（95%CI： − 1.109 ～ 0.176； $P = 0.154$ ）] 和 [− 0.923 cm（95% CI： − 1.604 ～ − 0.241； $P = 0.008$ ）]，降低程度低于低脂饮食组。

一些系统评价性文献也证明了地中海饮食在改善肥胖方面的有益作用。一项纳入了对 16 项随机对照试验（$n = 3436$）的 meta 分析评估了 4 周至 24 个月的地中海饮食干预效果，结果表明，与对照组饮食相比，食用地中海饮食与更大的体重减轻有关，当建议将限制能量和（或）增加身体活动作为干预的一部分时，体重减轻更显著。一项纳入 19 个 2 型糖尿病减肥干预研究（$n = 2711$）的 meta 分析表明，能量限制性地中海饮食结合每周 175min 的体育活动，是能在 12 个月时实现推荐的 5% 体重减轻的仅有两种干预措施之一。一些新的研究证据也表明，地中海饮食可以减少中心脂肪和内脏脂肪，这两者都与 2 型糖尿病和心血管疾病的风险增加有关。

2. 地中海饮食与糖尿病

传统的地中海饮食已被证明在预防多种心血管风险因素方面发挥健康益处，尤其是对于糖尿病相关的发病因素。尽管 2 型糖尿病的病因尚未完全确定，但国际糖尿病联合会已经证实超重、不健康饮食、久坐不动和有糖尿病家族史者个体风险增加。因此，健康生活方式干预成了管理该病的主要支柱之一。

一项关于地中海饮食遵从程度降低 2 型糖尿病风险的发病率研究显示，遵循地中海饮食问卷得分高的人群患者 2 型糖尿病的风险降低约 20%。一项纳入 8 项队列研究的 meta 分析（$n = 122810$ 人）结果表明，地中海饮食高依从性人群患 2 型糖尿病的风险可降低 19%，凸显了地中海饮食的长期保护作用。一项纳入 1 个临床试验和 9 个前瞻性研究的 meta 分析提示：地中海饮食依从性评分中，评分最高者与最低者相比，患 2 型糖尿病的风险降低了 23%。一项大规模、多中心、随机对照试验报告称，与低脂饮食相比，富含特级初榨橄榄油或坚果的地中海饮食可以预防糖尿病，并将老年高风险者患心血管疾病的风险降低了 52%。这种有益的影响主要归因于饮食模式的整体构成，而不仅仅是热量限制、增加身体活动或体重减轻。

3. 地中海饮食与癌症

地中海饮食作为世界上最健康的饮食模式之一，主要归功于其富含抗氧化剂和抗炎营养素的食物组合。地中海饮食在减少细胞氧化和炎症过程、避免 DNA 损伤、细胞增殖及其存活、血管生成、炎症和转移等方面具有保护作用，因此也被认为是一种强大且易于控制的对抗癌症发病率的有效方法之一。

癌症发病的危险因素主要与个人和环境特征（如遗传、特别接触有毒物质或激素失衡等临床情况）或人们的生活方式（如久坐生活方式和饮食）有关。研究表明，高 BMI、低水果和蔬菜摄入量、缺乏体育活动、饮酒和吸烟以及一些慢性感染性因素（如幽门螺杆菌、人乳头瘤病毒、乙型肝炎、丙型肝炎和 EB 病毒等）是多种癌症发病的最重要的危险因素。据估计，改变饮食习惯可能避免30%～50%的癌症发生。

研究表明，定期摄入以水果、蔬菜（特别是大蒜和十字花科蔬菜）为基础的饮食模式，以及摄入富含硒、叶酸、维生素和抗氧化剂的食物，对癌症发生起保护作用，可降低60%～70%的乳腺癌、结直肠癌和前列腺癌的发生风险，可降低40%～50%的肺癌发生风险。大量摄入富含纤维的产品（如粗粮），适量摄入牛奶和乳制品，可降低不同类型癌症（如肺癌、胃癌、乳腺癌、结直肠癌、食管癌和口腔癌）的发病率。反之，经常食用肉类和动物制品等富含动物脂肪和油脂的食物，且经常采用高温烹饪的方式，可能会增加癌症的发病率，特别是结直肠癌、胃癌和前列腺癌。关于酒精摄入及其对健康的积极或消极影响，各研究尚无一致意见。有研究表明，适量饮酒（每天30g以下）可对肾癌的发病具有保护作用，而过量饮酒无疑是许多癌症（口腔癌、食管癌、乳腺癌、结直肠癌、胃癌和肝癌）发病的危险因素。

归纳一下所述的一些研究，得出的结论是：经常摄入富含膳食纤维和维生素的水果和蔬菜，少量摄入肉类，适量摄入牛奶、奶制品和酒精，可能被认为是预防癌症的最佳组合，这些与地中海饮食的许多特征是一致的。

4. 地中海饮食与认知功能障碍

众所周知，营养可以调节免疫系统，可能通过几种炎症途径影响并可能改变与阿尔茨海默病的发病机制和神经退行性变有关的神经炎症过程。研究表明，作为抗炎饮食模式的地中海饮食可能具有神经保护作用。地中海饮食中的几种膳食成分可以抑制与阿尔茨海默病相关的神经炎症。抗炎饮食也可以通过来自肠道菌群和体循环的间接免疫途径来减弱神经炎症。

一些流行病学观察性研究评估地中海饮食的依从性对认知的影响，结果表明：①地中海饮食有可能在整个生命过程中有助于神经元的完整性，地中海饮食依从性评分越高，认知表现越好，认知衰退速度越慢，认知障碍风险越低以及阿尔茨海默病的风险越低；②地中海饮食依从性越强，越有利于大脑的结构和功能之间的完整，相关的结构和功能可以防止神经退行性变，包括皮质厚度增加、脑容量增大、海马萎缩速度减慢和结构连通性改善以及中年和老年淀粉样蛋白积累减少。

5. 地中海饮食与心理健康

心理疾病在很大程度上也是一类炎症性疾病。有相当多的文献讨论了饮食与情绪的关系并得到了肯定性的结论。一项研究评价了补充鱼油的地中海饮食对152名自我报告有抑郁症的人（30.9%为男性）的心理健康的影响。干预组参加3个月的地中海饮食烹饪学习班并进行了6个月添加鱼油补充剂的地中海饮食。其中，95人完成了3个月的学习评估，85人完成了3个月的学习和6个月的膳食干预评估。结果表明：①在3个月时，地中海饮食组报告了更高的地中海饮食依从性（$P < 0.01$），食用较多的蔬菜（$P < 0.01$）、水果（$P = 0.04$）、坚果（$P = 0.02$）、豆类（$P = 0.02$）和全麦（$P = 0.01$），少吃不健康零食（$P = 0.04$）和红肉 / 鸡肉（$P = 0.04$），抑郁症减轻（$P = 0.03$）和心理健康改善（$P = 0.04$）；②在6个月时，饮食改善和心理健康改善得到进一步证实；③抑郁症的减轻与地中海饮食依从性增加（$P = 0.01$）、更多的坚果摄入（$P = 0.01$）和蔬菜摄入（$P = 0.01$）显著相关；④抑郁症的减轻与地中海饮食黏附性的增加（$P = 0.01$）、更多的坚果（$P = 0.01$）和蔬菜（$P = 0.01$）显著相关。心理健康的改善与蔬菜和豆类消费的增加显著相关。

（顾梦简　张颖）

第三节　生 酮 饮 食

生酮饮食最初用于治疗儿童癫痫，目前已作为炎性疼痛、肥胖、2 型糖尿病和神经系统疾病的营养疗法。大量的研究表明，高脂肪、低碳水化合物的生酮饮食在保证微量营养素的情况下，对减轻炎症有不错的效果，对糖尿病、肥胖、炎症性肠病和精神疾病等慢性炎症性疾病有显著的效果。但是，以生酮饮食作为日常饮食，如果不补充足够的膳食纤维，会影响肠道健康，影响肠道菌群平衡。另外，生酮饮食中的脂肪来源很重要，如果不考虑脂肪的来源，对减轻身体的炎症不但没有帮助，反而会增加炎症以及代谢方面的问题。

因此，目前的生酮饮食注重脂肪的来源，比如食用油的选择以特级初榨橄榄油为主，加上富含 ω-3 脂肪酸的食物，再补充适量的多酚类抗氧化物，这样的配方称为“地中海式生酮”，是目前认为的最安全、最健康的生酮饮食。

一、生酮饮食的理论

关于什么是生酮饮食，目前没有一个统一的标准，临床试验中普遍采用的生酮饮食的宏量营养素组合：①碳水化合物（≤ 50g/d）；②蛋白质（1 — 1.5g× 目标体重 /d）；③脂肪占总能量的 80% 以上；④非淀粉类蔬菜不限量。

生酮饮食的提出基于以下几个方面的原因：①精制碳水化合物会导致炎症，除了采用全谷类碳水化合物之外，可能还有其他选择，比如增加“健康脂肪”的比例可以起到相似的作用；②哺乳动物体细胞都需要 ATP 作为能量以支持身体的各项活动；③ ATP 的产生过程伴随着大量的自由基产生，称为线粒体自由基，线粒体自由基会对细胞造成氧化应激，过量的自由基对细胞具有毒性作用，而低浓度线粒体自由基则诱导抗氧化酶的表达，提高细胞的抗氧化能力，称为自由基介导的“低毒兴奋效应”；④生酮饮食中细胞能量来源从代谢葡萄糖转化为氧化脂肪，对线粒体造成氧化应激压力，增加线粒体自由基，启动线粒体低毒兴奋效应；⑤ ATP 的合成过程称为线粒体偶联，电子传递与 ATP 的合成过程脱节则称为线粒体解偶联，线粒体的解偶联需要解偶联蛋白的作用，增加膳食中的脂肪可增加解偶联蛋白 2 和解偶联蛋白 3 的表达，这是生酮饮食的重要作用；⑥增加的线粒体解偶联导致线粒体呼吸活动加强，但线粒体产生的能量 ATP 减少了，即降低了 ATP 的产生效率，从而减少了细胞的自由基数量和氧化损伤，也减轻了胰岛素的负担，降低了胰岛素的分泌；⑦限制碳水化合物的摄入的同时也启动了线粒体的另一种修复机制——自噬，自噬是指细胞通过选择性清除多余或损伤的细胞组织或线粒体的过程，是提高细胞或线粒体质量的过程。总之，生酮饮食通过低毒性效应、解偶联、自噬等多种机制减轻身体特别是线粒体的炎症压力。

二、生酮饮食对健康的影响

1. 生酮饮食与代谢性疾病

生酮饮食在肥胖、血脂异常和糖尿病等代谢性疾病和慢性炎症性疾病中的有益作用已经得到了大量的动物试验以及人群试验的验证。

2 型糖尿病和肥胖往往相伴而行。超过 90% 的糖尿病患者为肥胖，2 型糖尿病与肥胖有直接联系。研究表明，适度减轻 5% 的体重可以显著改善肥胖糖尿病患者的 HbA1c 水平。虽然肥胖与糖尿病之间的确切分子机制尚待阐明，脂质异位积聚可能是导致代谢异常的原因之一。现有的各种证据表明，生酮饮食在减重和优先减少脂肪量方面是有效的。最近的一项研究表明，高蛋白饮食也能有效减少肝脏脂肪，过量摄入碳水化合物对胰岛素抵抗的个体是有害的。因此，饮食选择对糖尿病和肥胖有重大影响。

关于生酮饮食在减轻体重中的作用，研究认为存在几种可能的机制：①最初的体重减轻可能是由于糖原消耗和水分排泄；②随着代谢效率的降低，导致能量以热量的形式损失更多，并以尿、汗液和粪便中的酮的形式损失也更多；③酮类具有利尿作用；④酮体直接参与调节饥饿激素和瘦素水平，从而影响食欲；⑤酮体本身具有抑制食欲的作用；⑥生酮饮食中的高脂肪含量会延迟消化，增加饱腹感；⑦利用脂肪作为身体燃料可以促进脂肪的减少，从而减轻体重。

HbA1c 水平被认为是诊断和治疗糖尿病的金标准指标之一，HbA1c 水平的升高也提示氧化应激水平的增加。一些令人信服的证据表明，生酮饮食治疗可以降低糖尿病患者的 HbA1c 水平。由于 HbA1c 是氧化应激的一个指标，提示生酮饮食可减少活性氧的产生，改善氧化状态。研究也表明，血糖水平的改善是由于酮体对肝脏葡萄糖输出的直接作用，除了使血糖水平正常外，生酮饮食还能有效逆转糖尿病相关并发症。

高脂血症和 2 型糖尿病也互为因果关系。一篇系统综述性文献提示生酮饮食对高脂血症合并 2 型糖尿病患者血糖控制的有效性。2 型糖尿病患者除了体重减轻和血脂改善外，HbA1c 水平也有显著改善，胰岛素和口服降糖药的摄入量也有所减少。其主要原因是低碳水化合物使身体进入另一种不同于高碳水化合物的代谢途径，从而能达到稳定胰岛素抵抗，使2型糖尿病患者的血糖、HbA1c、肝脏、肾脏和血浆脂质水平正常化的目的。

2. 生酮饮食与精神健康

研究证实生酮饮食对多种精神性疾病有帮助。双相情感障碍是一种既有躁狂症发作又有抑郁症发作的常见精神疾病，首次发病可见于任何年龄。当躁狂发作时，患者有情感高涨、言语活动增多、精力充沛等表现。而当抑郁发作时，患者又常表现出情绪低落、愉快感丧失、言语活动减少、疲劳迟钝等症状。不幸的是，在一些患者中，药物治疗并没有带来令人满意的结果，并且有一部分患者表现出耐药性。因此，医学界积极寻求包括改变饮食在内的其他治疗方法，多项研究提示饮食对双相情感障碍的有益作用，其中最有前途的营养模式是生酮饮食。

生酮饮食对情绪的影响可能的机制为：①影响离子通道的开关；②影响体液的酸碱平衡，比如增加 γ－氨基丁酸的浓度，通过 γ－氨基丁酸 α false 受体的调节作用以及中链脂肪酸阻断相关的受体；③影响谷氨酸代谢和以酮体为能量来源的神经细胞代谢；④刺激细胞线粒体的生物生成，改善脑代谢，保护神经因子，增加谷胱甘肽的合成，减少氧化应激等。

3. 生酮饮食与炎症性肠病

饮食与胃肠道密切相关，对肠道免疫稳态有重要影响。近年来，饮食对 IBD 患者的治疗意义受到了极大的关注。流行病学研究表明，超加工食品、食品添加剂和乳化剂与 IBD 的高发病率有关。排除或消除这些因素后的饮食虽然可改善 IBD 患者的症状，但对一些客观的炎症标志物没有影响。目前的研究表明，特定的饮食干预已被证明在不同程度上可减轻 IBD 患者的症状、改善炎症生物标志物和生活质量指标，但这些研究可能存在研究设计的局限，有待于设计严谨的研究以证明其在 IBD 中的治疗效应。

三、生酮饮食的问题及对策

尽管低碳水化合物、高脂肪含量的生酮饮食具有大量的科学实证作为依据，但也存在一些有待解决的问题，主要表现在：①有研究表明，一段时间的生酮饮食会对肠道菌群产生较大的影响，导致对健康有益的短链脂肪酸大幅度减少，即使补充益生菌也不能逆转肠道菌群多样性的减少，甚至有些生酮饮食会导致炎症标志物的表达增加；②一些研究表明，生酮饮食对血脂有显著的好处，总胆固醇降低，高密度脂蛋白升高，血液甘油三酯水平降低，但另一些研究可发现这种饮食会通过急剧改变其脂质谱而引起不良影响；③生酮饮食对饮食的限制较多（如不能食用足够的蔬菜、水果、全谷类和豆类等健康食物），不仅不容易长期坚持，还可能会增加体内抗氧化系统的不平衡、便秘等肠道问题以及过多脂肪特别是饱和脂肪酸的摄入，可能对长远的健康造成重大风险；④在从碳水化合物为主的食物转变到脂肪为基础的过程中，会有疲劳、嗜睡和头痛等不良的感觉；⑤糖尿病患者进行生酮饮食可能会发生低血糖反应；⑥生酮饮食可导致脱水、电解质障碍和维生素缺乏症；⑦短期生酮饮食会损害骨密度和骨骼的力学性能等；⑧生酮饮食导致食物的摄入受到抑制，尿酸的产生增加和排泄减少，高尿酸血症导致尿酸结石的形成。

因此，为了尽量减少上述副作用，在实施生酮饮食期间，应每天补充富含电解质、维生素和矿物质的蔬菜和水果，以及在饮食中适量加入碳水化合物的摄入，并进行设计更加严谨的生酮饮食干预方案以科学验证其疗效。

（周树立　王霄一）

第四节 DASH 饮食

1997 年，美国开展了一项名为“控制高血压的饮食方法（dietary approaches to stop hypertension，DASH）”的大型高血压防治计划项目，“DASH 饮食”因此得名。该饮食法试图通过摄食足够的蔬菜和水果以及低脂或脱脂奶，以保证足够的钾、镁、钙等离子的摄取，并尽量减少饮食中油脂量（特别是富含饱和脂肪酸的动物性油脂）的摄入，以达到有效降低血压的目的。“低盐、低脂肪、低胆固醇、高镁、高钾、高钙和高膳食纤维”是 DASH 饮食的核心原则。随着该项目的成功推广以及研究的逐步深入，越来越多的研究发现，DASH 饮食不仅可以控制和预防高血压，还能降低糖尿病、肾病、心脑血管疾病的风险。DASH 饮食已连续 8 年被《美国新闻与世界报道》评为最佳综合饮食法。

一、DASH 饮食的特点

DASH 饮食的主要特点包括：①多吃蔬菜、水果，包括水果干（如葡萄干、杏干、苹果干等），以保证获得充足的维生素 C、叶酸、钾、钙、镁、膳食纤维以及多种抗氧化物质；②主食多用全谷杂豆，尽量少用或不用精白谷物（白米、白面制作的食物），以保证提供足够的慢消化淀粉以及几倍于精白米面的钾、镁、维生素 B_1、维生素 B_2、膳食纤维和多种抗氧化物质；③用鱼类、低脂奶类、禽肉和坚果替代红肉，可以提供足够的蛋白质、B 族维生素、维生素 A、维生素 E，增加膳食纤维，减少饱和脂肪酸；④尽量少用高饱和脂肪酸的油脂（牛油、猪油、棕榈油、棕榈仁油、椰子油等）；⑤尽量不吃或少吃甜食，不喝或少喝甜饮料；⑥控制盐的摄入量，每日在 6g 以下。

二、DASH饮食的量化

下面通过一个实例对DASH饮食进行量化。比如某个体按计算每天需摄入2000kcal的能量，计算所需要的食物交换份约为22份，按照DASH饮食的原则可以进行如下搭配：①主食每天6～8份，包括大米、杂粮和面食，一份谷物相当于一片全麦面包或半碗煮熟的谷物、大米或意大利面，多吃富含膳食纤维、微量元素的粗粮，建议粗粮约占主食的1/3；②蔬菜4～5份，以西红柿、胡萝卜、花椰菜、红薯、青菜和其他富含营养素的蔬菜为主；③水果4～5份，富含膳食纤维、钾和镁，一份水果相当于一个中等大小的水果或1/2杯新鲜的果汁；④乳制品2～3份，牛奶、酸奶、奶酪和其他乳制品是钙、维生素D和蛋白质的主要来源，一份乳制品相当于一杯脱脂牛奶或一杯低脂酸奶或约42g半脱脂奶酪；⑤瘦肉、家禽和鱼，每天约170g，分多餐食用，尽量选择瘦肉，多吃有益心脏健康的鱼，如鲑鱼、鲱鱼和金枪鱼，避免油炸或煎炸；⑥坚果、种子和豆类，每周4～5份，多吃富含镁、钾、蛋白质、膳食纤维的杏仁、芸豆、豌豆、扁豆等，要选择不加盐、不加糖、非油炸的坚果，豆制品（比如豆腐和豆腐干）也是肉类很好的替代品；⑦油脂，每天2～3份，DASH饮食通过限制肉类、黄油、奶酪、全脂牛奶、奶油和鸡蛋的摄入，以及猪油、固体起酥油、棕榈油和椰子油制成的食物，帮助将每天的饱和脂肪酸控制在总热量的6%以下；⑧甜食，每周少于5份，一份甜食相当于1汤匙糖（果冻或果酱）或1/2杯冰糕或1杯柠檬水，尽量选择无脂肪或低脂的甜食，如冰糕、水果冰、硬糖、全麦饼干或低脂饼干等，无糖饮料要适量或限量。

三、DASH饮食与健康

1.DASH饮食与高血压

一项纳入30项随机对照试验（$n=5545$）的系统评价和meta分析全面评估了DASH饮食对有和没有高血压的成年人血压的影响，研究结果提示：①与对照饮食相比，DASH饮食降低了收缩压和舒张压；②高血压状态不影响血压降低的效果；③与对照饮食相比，DASH饮食在钠摄入量为>2400mg/d的试验中，降低收缩压水平的程度高于钠摄入量≤ 2400mg/d的试验，在平均年龄<50岁的试

验中，收缩压和舒张压的降低程度高于年龄较大的试验；④ DASH 饮食导致高血压和无高血压的成年人血压的显著降低，较高的每日钠摄入量和年轻者（平均年龄< 50 岁）DASH 饮食的降血压效果更好。

2.DASH 饮食与心血管疾病

DASH 饮食已被证明对降低心血管疾病风险有效，是美国心脏协会 / 美国心脏病学会推荐的几种饮食模式之一，可以帮助降低低密度脂蛋白胆固醇和血压。

心力衰竭（heart failure，HF）是以心排血量不足以满足机体组织代谢需求为特征的各种心功能病理生理紊乱的终末期表现。HF 与肥胖、高血压和糖尿病等疾病一样也是全球公共卫生问题，其发病率随着时间的推移或年龄的增加而增加。总体人群平均生存率的提高和心血管疾病持续增长的发病率将增加 HF 的患病率，严重影响患者的生活质量。

成功管理 HF 面临诸多挑战：①不同的病因对治疗方案的反应不同；②营养疗法与患者偏好不一致，降低了患者的生活质量和饮食建议的依从性；③代谢异质性会影响个体疾病进展和管理反应。尽管存在这些挑战，临床上由多学科组成的团队仍在积极应对这些挑战。营养护理是 HF 综合管理中不可或缺的一部分。从营养学的角度，营养学家认为，与限制液体和钠的摄入相比，具有个性化和灵活性的综合饮食方案可能更好地满足 HF 患者的需求。DASH 饮食作为一种综合性或者整体性饮食方案，如果能纳入 HF 门诊患者的生活中，通过精确营养为个性化管理提供更多机会，可能会对 HF 管理产生影响。

四、DASH 饮食的应用要点

美国的一个研究团队将 DASH 饮食整合到 HF 的管理中，并提出了一套相对完善的管理方案，包括以下几个方面的要点。

1. 限制钠和液体摄入

限钠限液是目前 HF 管理的主要饮食方法，但由于晚期 HF 需要考虑多个变量，因此需要根据患者需求进行个性化治疗，在临床实践中推荐不同水平的钠限制。美国在 1997—1999 年的 DASH- 钠试验中，将钠的摄入量设为 1500mg/d、2300mg/d 和 3450mg/d 三个水平。研究将美国典型钠摄入量 3450mg/d 与普通膳食相结合作为对照组，实验组将 1500mg/d 的低钠摄入量与 DASH 饮食相结合，观察到，与对照组相比，实验组无高血压患者的血压降低了7.1mmHg，高血压患者的血压降低了11.5mmHg。当然，要将钠摄入量限制在1500mg/d，需要在大多数食物中减少钠和不添加盐，并在食物制备中限制盐的使用。此外，实现1500mg/d的低钠依从性存在的潜在障碍也需要考虑，比如对低钠食品选择的认识和适用性，制备食物时对替代调味料选择的熟悉程度，以及食物的适口性和偏好等。从实际生活来看，在常规食物中，避免高盐加工食物，限制使用食盐，烹饪时适量用盐调味，2300mg/d的钠摄入量比1500mg/d低钠水平更容易实现。另外，需要注意的是，即使减少了钠摄入量，也不是所有人的血压都会因钠摄入量而发生变化，可能有部分人对盐敏感度低或耐盐。

2. 体重管理

体重超标会导致促进心脏重塑、HF风险和HF症状发生率增加的代谢和神经激素通路激活。通过各种方法减轻体重可以改善心功能，减轻症状负担，并可能减少HF住院治疗的概率。这在超重和肥胖的C期HF中年患者中尤其如此，并可能阻止A～B期HF的进一步进展。有研究表明，HF患者的BMI与死亡率呈U形关系，部分超重对晚期C～D期的女性HF具有保护作用。体重过轻，包括肥胖或瘦肌减少症与晚期HF相关，是预后不良的指示因素。心脏恶病质是HF疾病轨迹中的临终指标。HF患者长期热量摄入不足会导致肌肉减少和恶病质，最终增加死亡和反复住院的风险。摄入不足已被发现是不良事件的独立预测因子。健康的饮食模式（如DASH饮食），因其属于营养密集型和全面性饮食模式，可用于HF患者强化营养支持的饮食管理策略中。

3. 健康的膳食模式

在各种健康饮食模式的背景下，饮食质量是健康结果的一个重要决定因素。各种饮食质量评分工具被用于评估饮食模式的质量。在各种健康饮食模式中，DASH饮食和地中海饮食是全球公认的两种健康饮食模式。这两种模式有许多共同的特点（如富含水果、蔬菜、全谷物、豆类和坚果等），同时通过特定的食物烹饪方式或食物组合形式保持着独特的品质。在对HF管理的全面饮食方法进行评估中发现，以植物性饮食为主的饮食模式及DASH和地中海饮食模式，已被确定可预防HF发生并对心功能有保护作用。研究也发现，在降低HF的发病率方面，DASH饮食似乎比地中海饮食更成功。DASH饮食强调食用全谷物、水果和蔬菜、低脂乳制品、瘦肉、鱼、家禽、坚果、种子和豆类，并很少使用脂肪和油，富含抗氧化剂、微量营养素、纤维和硝酸盐，而饱和脂肪和反式脂肪含量低，这种营养素的协同膳食模式被认为可以通过减少促炎细胞因子和活性氧、促进内皮功能、恢复微量营养素状态和对抗营养不良来解决 HF 的一些潜在病理生理学问题。坚持 DASH 饮食和减钠在 HF 管理中具有有效性，但也需要注意其他一些决定性因素，比如社会支持、食物获取和负担能力、口味偏好和自我效能等，这些可能是饮食干预成功的预测因素。

4. 膳食补充剂和治疗策略的选择

膳食补充剂在 HF 管理上的作用已有研究，但多数被证明无效或不具重复性。抗氧化维生素在临床试验中基本无效，已有研究试图探索辅酶 Q10（coenzyme Q10，CoQ10）是否能作为应对氧化应激和线粒体功能障碍的靶向方法，效果相对温和且存有争议。一项全球 CoQ10 辅助治疗试验的结果表明，与安慰剂作为对照组相比，中、重度 HF 患者的心血管死亡率、全因死亡率和 HF 住院发生率较低。两项关于 CoQ10 辅助治疗试验的 meta 分析得出了不一致的结论，一项 meta 分析报告 CoQ10 辅助治疗有助于 HF 患者左心室功能的改善，而另一项研究得到了无差异结论。一项纳入 12 项随机对照试验的 meta 分析评估深海鱼油 ω-3 补充剂对 HF 作用效果，结果发现，尽管各试验结果相互矛盾，但与安慰剂相比，深海鱼油 ω-3 补充剂可显著降低 HF 复发住院率，但对心血管死亡率没有影响。

（邹卓序　白宏锋）

第五节 日本膳食模式

日本膳食模式是一种动物性和植物性食物均衡的膳食模式，以海产品、大米、蔬菜、豆类、绿茶摄入较多为特点，能量摄入也较为适中。2021 年发表在《欧洲临床营养学杂志》上的研究，对比了美国、加拿大、英国、法国、德国、意大利和日本从 20 世纪 60 年代到 2017 年居民平均寿命的趋势，日本位居首位。实际上，日本不只是在这 7 个国家中稳居第一，还是近年来世界上最长寿的国家。根据世界卫生组织的数据，2019 年日本的平均寿命为 84.3 岁，中国人的平均寿命只有 77.4 岁，这中间 7 岁的差距绝大部分可归因于以饮食为主的生活方式的不同。

一、日本膳食模式的特点

动物性和植物性食物均衡、能量适中是日本膳食模式的主要特点，具体而言有以下几个方面的特征。①红肉摄入少，鱼类摄入充足。日本 20 ～ 65 岁的成年人日平均食用海产品近 70g，每周约 490g，有助于降低缺血性心脑血管病的风险。②大豆和非淀粉类蔬菜摄入较多。豆制品吃得多，豆制品富含大豆异黄酮和植物蛋白，日本每年人均大豆摄入量约为 7.5kg，有助于降低脑梗和心肌梗死的风险以及乳腺癌和前列腺癌的死亡率。③绿茶消费量大。茶喝得多，茶中含有茶多酚等多种对健康有益的成分，有助于降低心脑血管疾病、糖尿病和胃癌的发病与死亡风险。④糖摄入少，日均只有 6.5g，与较低的肥胖患病率有关。⑤食物多样，日本人的餐桌总是有很多小盘子，每个盘子中的食材分量都不多。前瞻性研究表明，饮食多样性与全因死亡率呈负相关。

二、日本膳食模式的量化

能量推荐摄入量 2000 ～ 2400kcal，推荐的食物种类包括主食、副菜、主菜、牛奶及奶制品、水果五类，每类计量用份数（1 份提供约 90kcal 热能）来表示。主食如米饭、面包、面条等，推荐量为 5 ～ 7 份，每份约含 40g 碳水化合物，一日量 200 ～ 280g。副菜是以蔬菜、薯类、豆类、蘑菇、海藻等为主材料制作的菜品，推荐量为 5 ～ 6 份，每份主材料约 70g，一日量 350 ～ 420g。主菜是以肉、鸡蛋、鱼、大豆及其制品为主材料制作的菜品，推荐量为 3 ～ 5 份，每份约含 6g 蛋白质，一日量 18 ～ 30g。牛奶和奶制品主要提供钙，一日推荐量为 2 份，约 200mL 牛奶或酸奶。水果一日推荐量为 2 份，约 200g。另外，还强调适量补充水分或者茶水以及适量运动的重要性，少吃点心，少饮甜饮料和酒类。

三、日本膳食模式与健康

1. 日本膳食模式与健康寿命

流行病学观察性研究提示日本膳食模式提高了本国人无残疾生存时间（disability-free survival，DFS）。一项基于社区的前瞻性队列研究分析了 9456 名日本老年人膳食模式与 DFS 之间的关系，研究发现，日本膳食模式与日本老年人 DFS 时间的改善有关，坚持日本膳食模式可能会延长普通老年人的健康预期寿命，即使是那些患有慢性疾病的老年人。该研究以膳食评分下四分位数作为对照，膳食得分位于上四分位者，经多因素调整（如年龄、疾病史、BMI）后的综合结局风险比为 0.87（0.79，0.95）。

2. 日本膳食模式与心血管疾病

自 20 世纪 60 年代以来，日本膳食模式因与极低的冠心病发病率相关而备受关注。过去半个世纪，日本居民饮食结构发生较大改变，水果、奶制品、鸡蛋和肉类摄入显著增加，同时蔬菜、豆制品和鱼类仍保持高摄入，脑卒中死亡率显著降低，且心脑血管疾病死亡率显著低于西方国家，推测日本膳食模式可能有助于降低心脑血管疾病死亡风险。

3. 日本膳食模式与骨质疏松

调查研究显示，目前我国人群的骨质疏松问题非常严峻，50 岁以上人群患病率为19.2%，65岁以上人群高达32%。但日本老年人的骨骼比较强韧，骨质疏松的患病率只有10%。研究表明，以豆类及其制品、蔬菜、水果等高摄入为特征的日本膳食模式可能在预防骨质疏松中发挥作用。其中以绿色和白色蔬菜、蘑菇、鱼类和贝类、水果、加工鱼、海藻和大豆产品摄入为主的食物可增加骨密度，原因可能与膳食中富含钾、镁、钙、维生素C、维生素D和维生素K相关，但不是所有的研究得到了一致的结论。

4. 日本膳食模式与结直肠癌

有研究表明，以蔬菜、水果、海产品和大豆制品为特征的日本膳食模式与患结直肠癌尤其远端结直肠癌的风险较低有关，原因可能是因为高摄入钙及蔬菜、水果中膳食纤维的保护作用。

5. 日本膳食模式与女性抑郁

饮食一直被认为是在抑郁症中起作用的一个可以改变的因素，一些营养物质或食物与抑郁症状有关。

日本长野开展的一项横断面研究"长野营养与健康研究"评估了健康的日本膳食模式与日本女性（20～72岁）（$n=1337$）抑郁症之间的关系。饮食模式评估采用对52种食品和饮料的消费进行简单饮食史问卷（问卷经过验证），抑郁症状评估采用日本版的流行病学研究中心抑郁量表。采用因子分析法对饮食问卷进行分析并提炼出三个饮食模式主成分，分别为"健康日本人模式（healthy Japanese pattern，HJP）""甜－脂模式（sweets-fat pattern，SFP）""海产品－酒精模式（seafood-alcohol pattern，SAP）"。HJP的主要特点是摄入较多黄色或红色蔬菜、绿叶蔬菜、根茎类蔬菜、蘑菇、海藻、大豆制品（豆腐、关东煮和纳豆）、鱼、土豆和水果，被认为是最高质量的膳食模式。SFP的主要特点是大量摄入糖果、蛋黄酱和其他调味品、面包和冰激凌，而米饭和味噌汤摄入较少。SAP的主要特点是大量摄入意大利面和通心粉、鱼和鱼制品、软体动物和贝类、面条和酒精饮料（啤酒、葡萄酒、清酒和酱油），以及摄入少量的米饭和味噌汤。分析时将每种膳食模式评分进行四分法评估，并分别进行年龄和多变量两种方式调整，得出HJP上四分位数组抑郁症状的OR（95%CI）分别为0.58（95%CI：0.41，0.82）和0.69（95%CI：0.45，1.06），而另两种模式与抑郁症状之间无关联。据此得出结论，HJP与抑郁症状呈负相关，可以将HJP理解为是一种抗炎倾向的饮食模式，该饮食模式与更好的心理健康有关。

（刘乐乐　沈旭慧）

第四章

饮食管理策略

第一节 能量平衡是关键

能量是一切生命活动的基础和动力。人体的能量主要来源于三大产能营养素，即蛋白质、脂肪和碳水化合物，这三种营养素在氧化成二氧化碳和水的过程中释放出大量的能量供机体利用。能量摄入等于总能量消耗，体内能量储备才处于稳定状态。能量摄入的总原则是摄入量（进食量）与消耗量（运动量）应保持平衡。能量代谢的最佳状态是达到能量消耗与能量摄入的平衡。当摄入的能量多于消耗的能量时，过剩的能量主要以脂肪的形式存储出来，这就是所谓的能量平衡理论。能量平衡理论从提出至今，一直引领着医学科学的前行。但是，我们不能忽视能量平衡理论存在的一些缺陷，并尽可能在应用该理论时进行一些必要的思考。

一、人体的能量来源与分配

1. 人体的能量来源

人体的能量主要来源于蛋白质、脂肪和碳水化合物。每种营养素在体内氧化产生的能量是不同的。营养学上将每克产能营养素在体内氧化产生的能量值称为产热系数或热价。1g 蛋白质和 1g 碳水化合物产生的热量为 4kcal，热能系数为 4kcal/g，1g 脂肪产生的热量为 9kcal，其热能系数为 9kcal/g。需要注意的是，酒精（乙醇）也提供热量，1g 酒精产生的热量为 7kcal，其热能系数为 7kcal/g，但是其仅提供热量，不能称为产热营养素。但在计算从食物中摄入物质的能量时不能忽视酒精提供的能量。热量（kcal）的计算公式可表示为：糖类克数 ×4 ＋蛋白质克数 ×4 ＋脂肪克数 ×9 ＋酒精克数 ×7。

2. 能量的食物来源及分配

三大产能营养素都有特殊的功能并相互影响。适量的碳水化合物和脂肪的供给对蛋白质有节约作用，碳水化合物和脂肪在体内可以相互转化。根据中国营养学会建议，三大产能营养素提供的能量需要保持适当的比例才能维持机体的健康。碳水化合物是最主要的供能物质，占55%～65%为宜，蛋白质占10%～15%，年龄越小，蛋白质供能比重应适当增加；脂肪占20%～30%，成年人不宜超过30%。

蛋白质主要存在于动物类和豆类食物中，脂肪主要存在于各种植物油与肉类中，碳水化合物主要存在于谷类、薯类、根茎类蔬菜中，其他蔬菜和水果一般含能量较少，但坚果例外，如核桃、花生等含大量油脂，有很高的热能。了解食物中所含能量的比例有助于我们合理选择食物。另外，在选择食物时需要考虑个体的职业，比如体育运动员在从事大运动量训练或竞技比赛时可选择高能食物以补充能量，同时减少食物体积对胃和身体带来的负担。

二、人体对能量的需要

人体摄入的能量主要满足4个方面的需要：①基础代谢能量消耗；②体力活动能量消耗；③食物热效应；④生长发育能量消耗。

1. 基础代谢能量消耗

基础代谢是指维持生命的最低能量消耗，即机体处于清醒、安静（静卧），禁食12h后，用来维持体温和基本的生理功能所需要的热量，是机体所需热能的绝大部分，占60%～75%。基础代谢率是指基础代谢状态下，单位时间内每平方米体表面积所消耗的热量，单位用kcal/（m^2·h）表示。

人体基础代谢的测定要求比较严格，比如测定前需要空腹12～14h、清醒静卧、室温在26～30℃、无任何体力活动和紧张的思维活动、全身肌肉松弛、消化系统处于静止状态下进行。目前世界卫生组织推荐使用Schofield公式进行估算（表4-1）。

表4-1　基础代谢能量消耗估算

年龄（岁）	基础代谢（kcal/d）	
	男	女
3～10	22.7×体重（kg）+495	22.5×体重（kg）+499
11～18	17.5×体重（kg）+651	12.2×体重（kg）+749

续表

年龄（岁）	基础代谢（kcal/d）	
	男	女
19 ～ 30	15.3× 体重（kg）+ 679	14.7× 体重（kg）+ 496
31 ～ 60	11.6× 体重（kg）+ 879	8.7× 体重（kg）+ 829
＞ 60	13.5× 体重（kg）+ 487	10.5× 体重（kg）+ 596

人体基础代谢率受多方面因素的影响：①机体的体型，瘦高者的基础代谢率高于矮胖者；②机体构成（体成分），基础代谢与瘦体重高度相关，与脂肪体重关系较小，因此瘦体质者的基础代谢率较高；③年龄，婴幼儿和青春期的基础代谢高于成年人，随着年龄的增加，基础代谢率逐渐下降，30 岁以上每 10 年下降 2%；④性别，男性比女性高 5% ～ 10%，主要是因为女性的体脂高于男性；⑤生理因素，儿童、孕妇和乳母的基础代谢率较高；⑥病理因素，发热、甲状腺和肾上腺疾病患者的基础代谢率较高；⑦环境条件，高温或寒冷、过多摄食、精神紧张升高，而在禁食、饥饿或少食时降低；⑧尼古丁和咖啡因，这些物质的刺激导致基础代谢水平升高。

2. 体力活动能量消耗

体力活动占总能量消耗的 15% ～ 30%，其能量消耗在个体间差异和变动较大。一个中等强度体力活动的人，其体力活动能量消耗占总能量消耗的 15% ～ 30%，随着人体活动量的达到峰值，其能耗可达到 50%。

体力活动能量消耗的影响因素主要包括：①体重，体重越重的人，做相同体力活动时能量消耗越多；②肌肉的发达程度，肌肉是能量消耗的重要场所，肌肉越发达，活动时能量消耗越多；③活动强度，体力活动强度越大，能量消耗越多；④活动时间，活动持续的时间越长，能量消耗越多；⑤工作的熟练程度，工作越不熟练，能量消耗就越多。在上述各种影响因素中，体力活动的强度和活动持续时间是主要的影响因素。

3. 食物热效应

食物热效应，又称为食物的特殊动力作用消耗，是指人体由于摄取食物所引起的额外热能消耗，即摄入食物后发生的消化、吸收活动以及营养素及其代谢产物之间相互转化过程所消耗的能量。按照三大产热营养素的比例，混合性食物的热效应作用可相当于基础代谢的 10%，或全日总能量消耗的 6%，为每日 150kcal

左右。影响食物热效应的主要因素包括食物成分、进食量、进食速度和频率。

食物的成分不同，所产生的热效应差别很大。脂肪的食物热效应占其热能的4%～5%，碳水化合物为5%～6%，蛋白质高达30%～40%。产生这种差异的原因很多，现在比较公认的观点是，脂肪、碳水化合物主要为人体提供能量，而食物蛋白质中的氨基酸的主要功能是合成人体所需的蛋白质，这一过程比脂肪、蛋白质单纯转化为热量消耗的能量更多。同时，高蛋白质食物所产生的热效应时间也更长，最长可达到12h之久，主要是因为合成蛋白质的过程更为复杂。

食物热效应与进食量也有关，吃得越多，热能的消耗就越多。吃得快者比吃得慢者消耗的热量高。吃得快时，中枢神经系统更加活跃，激素和酶的分泌速度快、量更多，吸收和贮存的速率更高，其能量消耗也相对较多。

4. 生长发育能量消耗

生长发育、妊娠及其他特殊情况（比如疾病或应激状态）也需要消耗一定的能量。机体生长发育过程形成新的组织以及新生组织新陈代谢都需要消耗能量。新生儿按千克体重计算，相比于成年人消耗的能量多2～4倍。婴儿每天摄入能量的15%～23%用于生长发育。孕妇在怀孕期间，能量消耗也会增加。另外，处于恢复期患者也需要增加热量来满足形成新生组织所需要的热能。

三、能量平衡对健康的意义

保持能量摄入与消耗的平衡具有极为重要的健康意义。能量或营养素缺乏或过剩都可能导致健康相关的问题。其一，能量平衡有助于维持健康的体重。过度的摄入热量会导致能量过剩，过剩的能量会被人体转化为脂肪，从而导致体重的增加。对于已经超重或者肥胖的人来说，能量平衡更是重要的保持健康体重的手段。对于想要控制体重的人来说，能量平衡也是实现这一目标的基础。其二，除了维持健康的体重，能量平衡还有助于提高身体免疫力。营养丰富的食物能够为身体提供所需的营养素，包括维生素、矿物质、蛋白质等，从而提高身体免疫力，降低感染疾病的风险。相反，营养不良或者摄入过多热量的人就容易出现免疫系统受损的情况，进而容易感染疾病。其三，能量平衡能够降低多种疾病的风险。大量的研究已经表明，营养不良或者过度摄入热量与多种疾病的发生有关。营养不良能够导致营养缺乏或者代谢紊乱，从而增加患各种疾病的风险，如心血管疾病、糖尿病、骨质疏松等。其四，能量平衡还有助于提高身体的整体健康水平。饮食中摄入足够的营养素和能量能够维持身体各个系统的正常运作。

四、能量平衡理论的缺陷

自该理论提出后，一直存在着不少争议，总结下来，该理论的提出至少存在5个方面的假设缺陷。不过，我们可以在实践中充分利用这些缺陷，趋利避害，使得该理论发挥其应有的价值。

其一，认为热量输入和热量输出之间没有关系，这是能量平衡理论中最严重的问题。实际上，摄入的热量和消耗的热量是密切相关的，降低热量摄入会导致热量消耗减少，直接的后果就是新陈代谢降低，身体消耗的能量也随之减少，这也是节食减不了肥的原因。长期低热量饮食的一个严重后果就是可能导致甲状腺功能减退。

其二，认为基础代谢率是固定不变的。一直以来，研究的重点放在控制热量的摄入上，但除了运动的消耗和食物的特殊动力作用外，很少研究其他热量的消耗，更确切地说，没有考虑基础代谢率，甚至认为基础代谢率不变。实际上身体的总能量消耗非常复杂，涉及多方面的因素，比如基础代谢率、食物的产热效应、非运动性活动产热、运动以及运动后过量氧耗的总和等。研究认为，受热量摄入和其他因素影响，身体总能量消耗可以上下浮动多达50%。

其三，认为热量摄入受到意识控制。因为将“吃”理解为是一种自主的行为，所以错误地假设热量摄入可以靠意志力控制。实际上何时进食以及何时停食是受体内很多激素影响的。比如，当我们想要吃东西时，实际上是在响应由激素发出的饥饿信号；而当我们酒足饭饱，停止进食，也是受身体激素发出的饱腹感所影响。

其四，认为脂肪存储是不受身体控制的。根据热量平衡理论，在没有任何激素干扰的情况下，简单的进食行为就能使额外的热量进入脂肪细胞，导致脂肪增长。实际上，身体中的每个单一系统都是受控的。研究人员一直在发现调节脂肪生长的激素，如瘦素、脂联素、激素敏感性脂肪酶、脂蛋白脂肪酶和脂肪甘油三酯脂肪酶都可能起重要作用。因此，如果激素调节脂肪生长的假设成立，那么肥胖就是一种激素水平异常，而不仅是热量摄入过多的缘故。

其五，认为1kcal是1kcal。根据能量平衡公式，所有食物都被简化到用热量计算能量。所以“1kcal 是 1kcal”则意味着造成体重增加的唯一因素是总热量的摄入。但是，真正的问题是“所有热量都会造成脂肪囤积吗？”“1kcal 的橄榄油是否会产生与 1kcal 的糖相同的代谢反应？”答案显然是否定的。简单直观地解释：糖会提高血糖水平并引起胰岛素飙升，而橄榄油不会，即当橄榄油被小肠吸收并运输到肝脏时，血糖或胰岛素没有显著增加。也就是说，这两种不同的食物引起了不同的代谢和激素反应。

（陈功　楼建林）

第二节 饮食的时间法则

曾经，营养学只关注“吃多少，吃什么”的问题。自 2017 年，3 位美国科学家因在生物钟运行分子机制方面的研究成就而获得诺贝尔生理学或医学奖开始，着眼于“吃什么、什么时候吃”的“时间营养学”的重要性急剧上升。

近年来，越来越多的证据表明，生物钟系统可以与营养物质相互作用，影响身体功能。生物钟，又称为“昼夜节律”，是由称为昼夜节律钟的内源性分子振荡器调节的 24h 周期。我们大脑中的下丘脑中的视交叉上核称为总生物钟，人体大部分细胞器官都有各自的子生物钟，又称为外周生物钟。视交叉上核通过接收瞳孔传来的光信息，维持 24h 的昼夜节律，视交叉上核通过自主神经系统、神经内分泌系统等的信号分子与其他细胞器官的子生物钟沟通和同步。细胞中存在 2 个转录因子 CLOCK 和 BMAL1 启动细胞内不同的生物钟基因的表达，这些生物钟相关的基因影响细胞和器官各自的生理反应。

饮食中的食物种类、能量和进食的时间因素等都会对细胞生物钟产生影响，这些饮食因素又称为“授时因子”。授时因子会推迟或加速大脑总生物钟的时间，但更多的是影响周围器官的子生物钟，导致大脑和器官的生物钟之间出现时差，称为“相位偏差”，比如身体负责消化和饱腹的生物钟信号是在白天分泌，而一顿夜宵就可以导致“相位偏差”的发生。如果各种饮食因素都发生了时间的错位，“相位偏差”会更加显著。长此以往，对健康可能造成全方位的影响。反之，了解时间营养学相关的知识，并在实践中加以应用，对健康能够起到不小的作用。

本节以糖尿病为例，探讨时间营养学与血糖代谢和糖尿病的关系，以及如何应用时间营养学的基本理念来规划糖尿病患者的饮食。

一、昼夜节律与葡萄糖代谢

从时间生物学的角度来看，人体的葡萄糖代谢遵循昼夜节律，葡萄糖耐量也随昼夜变化。葡萄糖耐量通常在白天达到峰值，与食物消耗同步，而在夜间的黑暗时间则会降低，此阶段通常处于禁食阶段。参与葡萄糖代谢的几种激素（如胰岛素和皮质醇）的分泌，也表现出昼夜节律性。啮齿动物的实验证明昼夜节律系统在葡萄糖代谢中的重要性。昼夜节律系统影响胰岛素敏感性和胰岛素分泌模式，从而影响血糖水平。胰岛素的分泌和敏感性受到昼夜节律的密切调节，对葡萄糖代谢有很强的影响。异常的进食时间可通过影响啮齿动物中央昼夜节律起搏器和外周振荡器之间的相位关系而引起葡萄糖耐受不良。同样，在人类中，按时进餐也受中央昼夜节律起搏器的控制，在外周组织的昼夜节律同步中发挥指挥作用，从而影响葡萄糖代谢。除了进餐时间，饮食对昼夜节律的影响还涉及营养的质和量等因素之间的关系，这些因素可能导致昼夜节律紊乱，影响代谢紊乱，进而影响糖尿病的发生及发展。

二、不吃早餐与葡萄糖代谢

一些研究表明，不吃早餐与胰岛素抵抗或 2 型糖尿病之间存在相对较强的联系。在一项为期 16 年的随访队列研究中，使用比例风险回归模型分析，结果表明，在调整了包括 BMI 在内的一些已知的 2 型糖尿病风险因素后，不吃早餐的美国男性患 2 型糖尿病的风险比吃早餐的男性高 21%。在另一项随机交叉试验中，10 名妇女接受了为期 2 周的干预，结果表明，不吃早餐会导致能量摄入、空腹总胆固醇和低密度脂蛋白胆固醇显著增加，餐后胰岛素敏感性显著降低。

在日本进行的一项针对健康人群的大型横断面研究表明，在调整了 BMI 后，不吃早餐不是高血糖的唯一原因，可能也是晚餐较晚或者喜欢吃夜宵的结果。在一项以 2 型糖尿病患者为对象的研究中，晚睡且不吃早餐的患者血糖控制较差，HbA1c 的值明显较高。另有研究显示，不吃早餐而经常在午餐和晚餐时大吃一顿的健康男性餐后血糖更高，尤其是在晚餐后的血糖升得更高。2 型糖尿病患者也是如此，晚餐吃得太晚或者喜吃夜宵而不吃早餐与血糖控制不良有独立的关联。不吃早餐再加上深夜进食，可能会延迟昼夜节律，导致血糖控制不良，增加了 2 型糖尿病的发生风险或者导致 2 型糖尿病患者的血糖控制不良。

然而，并不是所有的研究都得到了一致的结论，也没有明确的不吃早餐与代谢负向影响之间确定因果关系的结论。实际上，要明确是否吃早餐与代谢之间确定性的关系，需要设计严密的随访研究或者实验性研究以比较吃早餐人群与不吃早餐人群的代谢改变情况，并尽可能调整重要的混杂因素对结果的干扰，比如隔夜禁食的持续时间就是一个极重要的混杂因素。

三、进餐时间与葡萄糖代谢

有证据表明，一日三餐（尤其是早餐和晚餐）的进食时间会影响人体的葡萄糖代谢。早期的一些研究一般是采用混合膳食或葡萄糖静注（或口服），以健康人群为研究对象，以探讨进餐时间对糖代谢的影响。比如，有研究通过连续血糖监测评估了深夜晚餐对健康个体血糖变化的影响，结果表明，晚餐后血糖升高，在睡眠期间血糖达到峰值，即晚餐可能导致餐后高血糖，且从早到晚葡萄糖耐量一直处于下降状态。这说明晚餐通过影响胰岛素的敏感性进而影响血糖的代谢。这也更加说明了要探讨早餐是否对葡萄糖代谢产生独立影响，需要考虑晚餐的时间甚至晚餐的食物成分本身可能导致的混杂干扰。

一项队列研究探讨了 2 型糖尿病患者深夜晚餐与血糖控制之间的关系，其中晚上 8 点后的晚餐与 HbA1c 的增加呈独立相关。一些持续时间较短的试验研究也发现，无论是健康个体和 2 型糖尿病患者在夜间进食后，血糖和胰岛素值都明显升高。据此推测，昼夜节律的破坏导致夜间葡萄糖耐量的生理性急剧下降。

另有研究表明，给予 2 型糖尿病患者吃三顿完全相同的饭菜后，其血糖水平在早上高于晚上。而且，无论血糖控制情况如何，一日中的第一餐和第三餐后的葡萄糖耐量均有所增加。2 型糖尿病患者胰岛素敏感性的昼夜节律也发生了变化，表现出与健康个体不同的日常昼夜节律模式，夜间胰岛素敏感性增加，早晨血糖水平高于晚上。

为此，有些研究试图通过改善晚餐的就餐时间以及晚餐的食物种类以改善 2 型糖尿病患者的血糖。由于存在“第二餐效应”现象，研究建议将晚餐分成两小餐，以减少餐后血糖漂移现象。研究还表明，如果膳食量和碳水化合物量较少，无论是健康个体还是 2 型糖尿病患者的餐后血糖都可以得到改善。

总之，一天中的就餐时间对餐后葡萄糖反应有影响。葡萄糖代谢不仅受吃什么和吃多少的影响，还受用餐时间的影响。不过，需要更多设计严密的流行病学研究的数据来证明其因果关系。

四、营养物质摄入与葡萄糖代谢

食物消化的时间与营养物质种类有关，通常维生素、水、无机盐能够被直接吸收利用，无须经过消化。但食物中的碳水化合物、脂肪、蛋白质需要经过消化才能被吸收，一般需要 2 ～ 10h 不等。

1. 碳水化合物摄入与葡萄糖代谢

饮食中碳水化合物的数量、质量、类型和消化速度是餐后血糖水平和胰岛素反应的主要决定因素。碳水化合物，如淀粉和蔗糖需要分解成葡萄糖，以单糖的形式才能够被人体吸收，可能需要 2 ～ 4h；如果是果糖，则消化、吸收的时间更长。具体而言，在健康个体摄入碳水化合物后，在餐后 1h 到达血糖峰值，然后在之后的 2h 内回到空腹状态，与之对应的胰岛素的峰值在餐后 1h 到达，但在之后的 4h 逐步下降。

流行病学研究也表明，富含碳水化合物食物的食用时间与餐后血糖之间有关，特别是夜间食用过多碳水化合物，可导致次日早上餐后血糖升高。

碳水化合物的摄入，除了用餐时间外，必须考虑两个重要指标，即 GI 和 GL。GI反映了碳水化合物的血糖升高潜力，低GI碳水化合物已被证明是有益的，它们对血糖浓度的影响较小，也可以防止低血糖的发生。有充分的证据表明，低 GI 碳水化合物可以避免血糖水平的大幅波动。GL 是一个复合性指标，用“GI×碳水化合物含量”来表示。

两项在健康个体中进行的随机交叉研究，比较了不同 GI 和 GL 以及进餐时间对血糖的影响，主要的结局提示，与吃同样的早餐相比，晚上吃更高的 GL 食物会导致更高的葡萄糖和胰岛素反应；低 GI 食物在早上控制血糖更有效，但如果在晚上食用，对血糖控制的效率则较低。研究中看到的时间差异可解释为内源性昼夜节律对葡萄糖代谢的影响。

因此，在我们摄入碳水化合物的饮食时，应当充分考虑昼夜节律和血糖控制之间的关系。

2. 脂肪摄入与葡萄糖代谢

脂肪需要 6 ～ 10h 才能够被分解成脂肪酸、甘油酯类、胆固醇等，被机体慢慢吸收。血液中的甘油三酯与血糖的代谢并不同步，50% 的甘油三酯一般在餐后

3h 才达到高峰，剩下的 50% 需要 6h 后才能回到空腹状态。

流行病学研究表明，早晨摄入更多的碳水化合物比脂肪更有助于预防糖尿病和代谢综合征的发生。一项针对健康男性的随机交叉试验比较了在 24h 内不同时间摄入高碳水化合物饮食或高脂肪饮食产生的血糖反应，结果表明，与高脂肪饮食组相比，高碳水化合物饮食组的血糖升高更快。另一项随机交叉试验比较了两种碳水化合物和饱和脂肪含量不同的等热量膳食，研究对象是患有高空腹血脂的超重男性，试验是在模拟夜班工作情景下进行的，结果提示，通过减少晚餐中的碳水化合物和饱和脂肪来调整膳食与葡萄糖反应的改善具有显著相关性。

尽管目前的研究已经知道摄入的脂肪质量会影响代谢，但缺乏关于脂肪酸饱和程度和链长影响餐后血糖和血脂的一致性研究证据支持。这也强调了研究膳食脂肪摄入对葡萄糖稳态影响的时间生物学的必要性。

3. 蛋白质摄入与葡萄糖代谢

食物中的蛋白质需要分解成氨基酸，一般需要 4 ～ 6h，经分解后几乎全部都会被小肠吸收，从而为机体提供能量。

一项针对健康个体的交叉试验探索了高蛋白质饮食能否降低早、晚餐后血糖，结果显示，与标准饮食相比，高蛋白质饮食对夜间葡萄糖反应具有显著的调节作用，而高蛋白质饮食和标准饮食对早餐后的葡萄糖反应没有差异。此外，该研究没有发现早餐和晚餐不同的饮食类型对胰岛素反应的差异性。这些发现表明，增加餐中的蛋白质含量可以减少夜间餐后葡萄糖的升高。这对一些吃得晚的人或者夜猫子型的人来说可能具有一定的益处，因为这些人更容易出现血糖波动，高蛋白质饮食可降低高血糖的风险。不过，支持这一观点的研究有限，膳食中蛋白质对血糖和胰岛素的影响有待于进一步的研究证实。

（王珍　高芳艳）

第三节 食物的营养评价

食物是一种经口摄入的物料，需要具备色、香、味、形、质地、口感等感官特性，含有至少一种营养素成分且达到食品安全标准。但是，即使符合了这些要求，未必就是一种好食物，还需要从食物的健康价值上进行衡量。食物的健康价值包含两个方面，一方面是指食物的营养价值，另一方面是指食物的保健价值。食物的营养价值指的是能够为人体提供各种必需营养素、满足人体能量供应、生长发育、组织修复所需物质的程度。食物的保健价值指的是食物对维持人体健康状态、预防各种慢性疾病的功效。因此，衡量一种食物的价值需要考虑多方面的因素，不能用一个简单的指标来衡量健康。举个例子，市场上的各种鸡蛋价格差别很大，但是测定发现它们的蛋白质含量几乎相同，这能够说明其营养价值一样吗？实际上，不能这样认为，因为鸡蛋中除了蛋白质外，还含有其他营养成分的差异，比如维生素、矿物质等微量营养素可能因为喂养方式的不同而差别很大。有的鸡在喂养的过程中加入了植物中草药等特殊保健成分，导致跟普通饲料喂养的鸡在营养成分上存在一定差异。有的鸡生活在环境比较差或者污染比较严重的地方，蛋类可能含有一些抗营养素成分。另外，食物还会受烹调和加工因素的影响。所以，不能简单地用某一种具体的营养素来衡量一种食物的价值或者其健康效应，要进行多方面考虑。

一、食物营养价值的相对性

食物营养价值的相对性是一个相对复杂的概念，总体而言，可以从以下几个方面来理解这个概念。

首先，不同食物中能量和营养素的含量不同，即便是同一种食物，其品种、部位、产地、成熟度、栽培方法之间也有相当大的差别。因此食物成分表中的营养素含量只是这种食物的一个代表值。食物的营养价值还受到贮存、加工和烹调的影响。有些食物经过加工精制之后会损失大部分营养成分，也有些食物经过加工之后提高了营养素的吸收利用率，或者经过营养强化、营养调配而改善了营养价值。

其次，营养价值的评价会考虑其缺乏对健康的影响。通常被称为“营养价值高”的食物，往往是指多数人容易缺乏的那些营养素含量较高或多种营养素都比较丰富的食物。比如鱼类，因其脂肪含量一般较低，且含有较多的多不饱和脂肪酸，有些海产鱼类富含 EPA 和 DHA，对预防血脂异常和心脑血管疾病等有重要的作用，因此被称为“营养价值高”的食物。而肥肉和荤油为高能量和高脂肪食物，摄入过多往往会引起肥胖，并且是某些慢性病的危险因素，因此，很少将肥肉称为“营养价值高”的食物。

最后，对食物营养价值的评价还受到生理或疾病状态的影响。也就是说，食物本身没有改变，但人体对它的需求量却可能发生变化。比如蛋类富含优质蛋白质，各种营养成分比较齐全，营养价值较高，是很经济的优质蛋白质来源。蛋白质是一切生命活动的基础，不但构成我们身体的结构材料，还以激素、酶、抗体、补体、血红蛋白、载脂蛋白、免疫球蛋白等活性形式参与各种生命活动。但是不同的生命周期对蛋白质的需求不一样，对婴幼儿和青少年而言，蛋白质的需求较大，而中老年需求相对少一些。有些特殊人群（如血脂异常者、肾病患者）需要限制蛋白质的摄入。

二、营养素密度

食物中的营养素密度指的是食物中以单位热量（1000 kcal）为基础所含重要营养素（维生素、矿物质、蛋白质）的浓度，即食物中某营养素满足人体需要的程度与其能量满足人体需要程度之比值，其计算公式如下。

营养素密度 =（一定数量某食物中的某营养素含量 ÷ 同量该食物中的所含能量）× 1000

一般而言，奶、瘦肉每单位热量提供营养素多且好，营养素密度较高；肥肉每单位热量提供的营养素很少，营养密度较低；纯热量物质每单位热量不提供营养素（维生素、矿物质、蛋白质）无营养密度，因此应限制纯热量物质摄入。

评价食物营养质量时，还需要注意一个问题，即营养素的含量与其营养素密度并非等同。比如，炒葵花籽的维生素 B_2 含量为 0.26mg/100g，而全脂牛奶为

0.16mg/100g，从营养素的含量角度，炒葵花籽比较高。然而，炒葵花籽的营养素密度为0.43，而全脂牛奶为2.96，从营养密度而言，显然全脂牛奶更高。这就意味着，就平衡膳食而言，如果不希望增加很多能量而又希望供应较多的维生素B_2，则首选全脂牛奶而非炒葵花籽。如果需要为一位缺乏维生素B_2的肥胖症患者制作食谱时，选择牛奶则更为科学。

从实际意义出发，现代人普遍体力活动不足，高能量膳食来源十分丰富，因膳食能量超过身体需求导致的肥胖及相关代谢性疾病已经成为严重的公共卫生问题。因此，获得充足的营养素而又不造成能量过剩是合理膳食的重要原则和要求之一。从这个角度来说，在用食物补充某些维生素或矿物质时，营养素密度是比营养素含量更为重要的参考数据。比如，对食物进行脱脂、低脂、低糖、去糖等处理，就可以有效地提高膳食中食品的营养素密度，如半脱脂牛奶、无糖酸奶、低脂肪奶酪、低脂肪花生酱等。对于食量有限的幼儿、老人、减肥者，以及营养素需求旺盛的孕妇、哺乳期妇女来说，都要特别注意膳食中各种食物的营养素密度。

三、抗营养因子

抗营养因子的概念随着认识的深化处于不断更新变化中。1968年，Gontzea和Sutzescll将抗营养因子定义为植物代谢产生的并以不同机制对动物产生抗营养作用的物质。1990年，Huisman等认为抗营养因子的作用主要表现为降低饲料中营养物质的利用率、动物的生长速度和动物的健康水平。从营养学的角度，现一般将食物中对营养物质的消化、吸收和利用产生不利影响的物质以及影响机体健康的物质，统称为抗营养因子。

抗营养因子存在于所有的植物性食物中，这是植物在进化过程中形成的自我保护物质，起到平衡植物中营养物质的作用。抗营养因子有很多，已知的抗营养因子主要有蛋白酶抑制剂、植物凝集素、多酚类化合物、抗维生素、非淀粉多糖、糖苷等。

1. 蛋白酶抑制剂

蛋白酶抑制剂，主要存在于豆类、花生等以及某些块根、块茎类植物中。在自然界中已经发现有数百种的蛋白酶抑制剂，它们可抑制胰蛋白酶、胃蛋白酶和糜蛋白酶的活性。在影响蛋白质消化吸收的蛋白酶抑制剂中，主要存在于豆类植物中的胰蛋白酶抑制剂属于作用较强的抗营养因子。胰蛋白酶抑制因子的抗营养作用主要表现在两方面：一是与小肠液中胰蛋白酶结合生成无活性的复合物，降低胰蛋白酶的活性，导致蛋白质的消化率和利用率降低；二是因胰蛋白酶与胰蛋白酶抑制剂结合后经粪排出体外而减少，小肠中胰蛋白酶含量下降，刺激了胆囊收缩素分泌量增加，使肠促胰酶肽分泌增多，反馈引起胰腺功能亢进，促使胰腺分泌更多的胰蛋白酶原到肠道中。胰蛋白酶中含硫氨基酸特别丰富，这实际上导致了体内含硫氨基酸的内源性丢失，引起动物体内蛋白质内源性消耗增加。

2. 植物凝集素

植物凝集素，主要存在于豆类籽粒、花生及其饼粕中。大多数植物凝集素在消化道中不被蛋白酶水解，对糖分子具有高度的亲和性，其分子亚基上存在特定位点，可识别并结合红细胞、淋巴细胞或小肠壁表面的特定受体细胞的多糖糖基，破坏小肠壁刷状缘黏膜结构，干扰多种酶（肠激酶、碱性磷酸酶、麦芽糖酶、淀粉酶、蔗糖酶、谷氨酰基和肽基转移酶等）的分泌，导致糖、氨基酸和维生素 B_{12} 的吸收不良以及离子运转不畅。损伤的肠黏膜上皮通透性增加，使得植物凝集素和其他一些肽类以及肠道内有害微生物产生的毒素被吸收进入体内，对器官和机体免疫系统产生不良影响。植物凝集素还引起肠内肥大细胞的去颗粒体作用，血管渗透性增加，导致炎症性疾病的发生。

3. 多酚类化合物

多酚类化合物，包括单宁、酚酸、棉酚和芥子碱等，主要存在于谷实类、豆类籽粒、棉菜籽及其饼粕和某些块根食物中。单宁又称鞣酸，是水溶性多酚类物质，味苦涩，分为具有抗营养作用的缩合单宁和具有毒性作用的可水解单宁。单宁以羟基与胰蛋白酶、淀粉酶或底物（蛋白质和碳水化合物）反应，从而降低蛋白质和碳水化合物的利用率。单宁还通过与胃肠黏膜蛋白质结合，在肠黏膜表面形成不溶性复合物，损害肠壁，干扰某些矿物质（如铁离子）的吸收，影响动物的生长发育。单宁还可与钙、铁和锌等金属离子化合形成沉淀，也可与维生素 B_{12} 形成络合物而降低它们利用率。酚酸包括对羟基苯甲酸、香草酸、香豆素、咖啡酸、芥子酸、丁香酸、原儿茶酸、绿原酸和阿魏酸等，其酚基可与蛋白质结合而形成沉淀。棉籽中含有棉酚、棉籽酚、二氨基棉酚等，属多酚二萘衍生物，是细胞、血管及神经毒素。植酸，即肌醇–6–磷酸酯，其磷酸根可与多种金属离子螯合成相应的不溶性复合物，形成稳定的植酸盐，使得金属离子不易被肠道吸收，从而降低了动物体对它们的利用。植酸广泛存在于植物体内，在禾谷籽实的外层（如麦麸、米糠）中含量尤其高，豆类、棉籽、油菜籽及其饼粕中也含有植酸。

4. 抗维生素

抗维生素的化学本质和结构有多种类型。根据抗营养作用机制，可将抗维生素因子分为两种类型。一种是通过破坏维生素的生物学活性，而降低其效价。如抗维生素A（脂肪氧化酶）能将某些不饱和脂肪酸催化为过氧化合物，破坏溶于脂肪中的维生素A、维生素D和维生素E等脂溶性维生素及胡萝卜素。另一种是化学结构与某种维生素相似，在体内代谢过程中对该维生素构成竞争性抑制，由此干扰机体对该维生素的利用，导致该维生素缺乏。如抗维生素K因子（双香豆素），它与维生素K的结构非常相似，在体内与维生素K发生竞争性拮抗，干扰了机体对维生素K的利用，使机体凝血机制发生障碍。

5. 非淀粉多糖

非淀粉多糖指的是除淀粉以外的多糖类物质，有戊聚糖、β－葡聚糖、果胶、葡萄甘露聚糖、半乳甘露聚糖、鼠李半乳糖醛酸聚糖、阿拉伯糖、半乳聚糖和阿拉伯半乳聚糖等，它们抗营养作用的主要原因是溶于水后具有的高度黏性。非淀粉多糖可与消化酶或消化酶活性所需的其他成分（如胆汁酸和无机离子）结合而影响消化酶的活性。由于非淀粉多糖是细胞壁的组成成分，不能被消化酶水解，大分子消化酶也不能通过细胞壁进入细胞内，因而对细胞内容物形成一种包被结构，使得内容物不能被充分利用。

6. 糖苷

油菜、芥菜以及其他十字花科植物中含有的抗营养因子以硫代葡萄糖苷（芥子苷）为主，通常以钾盐形式存在，本身无毒，但在芥子水解酶的作用下，产生有毒的噁唑烷硫酮、异硫氰酸苯酯和硫氰酸酯等。噁唑烷硫酮影响机体对碘的利用，阻碍甲状腺素的合成，引起腺垂体的促甲状腺激素分泌增加，导致甲状腺肿大，同时还影响肾上腺皮质和脑垂体，使肝脏功能受损，引起新陈代谢紊乱，影响蛋白质、氨基酸的生物合成，造血功能下降和贫血等多种健康问题。高粱、小麦和豌豆中含有氰糖苷，其分解产物氢氰酸可以麻痹呼吸系统，妨碍组织代谢并破坏组织细胞。

消除或灭活食物抗营养因子的目的是提高食物中营养物质的消化率或生物利用率以及消除抗营养因子对机体所产生的不良的生理生化作用。抗营养因子活性的钝化或消除方法主要包括物理加工、化学处理、生物技术等。有些抗营养因子经处理后，可明显改善食物的食用价值和营养价值，降低其毒性，但不是所有的抗营养因子都有有效的消除方法。

四、营养素的生物利用率

食物中所存在的营养素往往并非人体可以直接利用的形式，而须经过消化、吸收和转化才能发挥其营养作用。营养素的生物利用率指的是食物中某种营养素在体内被吸收和利用的程度，是衡量营养物质、膳食补充剂或功能性成分在机体内利用程度的参数，受到多方面因素的影响。

常见的影响营养素生物利用率的因素主要包括：①食品的消化率；②食物中营养素的存在形式，如海带和鸡心中含铁都比较丰富，但在海带中，铁主要以不溶性的三价铁复合物存在，其生物利用率较低，而鸡心当中的铁为血红素铁，其生物利用率较高；③食物中营养素与其他食物成分共存的状态，如菠菜中的钙会与草酸反应生成草酸钙，从而使钙的生物利用率降低，而牛奶中维生素 D 和乳糖的存在促进了钙的吸收；④人体的需要状况与营养素的供应充足程度，在人体生理需求紧急或是食物供应不足时，许多营养素的生物利用率提高，反之在供应过量时便降低；⑤不同的个体之间同一营养素的生物利用率存在差异；⑥同一个体在不同的生理阶段对同一营养素的生物利用率也存在差异等。因此，评价一种食物的营养素价值，不能只看其营养素的绝对含量，而要看其在体内可利用的数量。

（张颖　邹童妍）

第四节 精准饮食抗炎

慢性低度炎症是一种非特异性、慢性、持续、低度的炎症状态。现代医学研究逐渐证明其对健康的危害几乎无所不在。我们日常经历的各种焦虑、抑郁、疼痛、失眠、腹胀、腹泻、便秘、皮肤疾病、脱发、头痛、器官功能障碍、免疫性疾病、代谢性疾病、癌症等都可能与慢性炎症及其造成的各种影响有关。

导致炎症的免疫原可能是生物源性（细菌、病毒和寄生虫等）因素，也可能是非生物源性因素。生物源性刺激一般引发的是急性炎症，依靠身体强大的免疫系统以及必要时采取的药物治疗，炎症往往会很快消退。非生物源性因素主要是生活方式因素（如饮食、运动、睡眠和情绪等），也是我们需要重点关注的因素。因为正是这些因素像匍匐在地下的“焖火”，逐渐蔓延，导致机体炎症 / 抗炎系统的失衡，各种与慢性炎症相关的症状或疾病相继出现。

针对生活方式因素导致的机体慢性低度炎症，靠药物无法从根源上消除，需从改变生活方式入手，采取正确的应对策略从根源上逆转或消除。不过，在采取策略之前，需要先了解炎症来自哪里，方能做到有的放矢。

本节主要介绍如何通过症状评估机体的炎症类型，并提供个性化的饮食抗炎基本策略。

一、机体的炎症类型评估

1. 关节和肌肉炎症

关节炎是指可造成肢体僵硬和疼痛的关节部位炎症。其中，类风湿性关节炎、骨关节炎和银屑病关节炎（可同时影响皮肤和关节）是三种比较常见的关节炎。

2. 激素与甲状腺炎症

人体的激素由各种腺体分泌，种类多样，功能各异。甲状腺激素是由甲状腺分泌的一种激素，具有促进代谢和生长发育、加速体内物质的氧化分解、提高神经系统的兴奋性等功能。甲状腺激素失衡可导致桥本甲状腺炎、高血糖症状（糖尿病前期）和多囊卵巢综合征。除了甲状腺外，卵巢和睾丸是人体分泌性激素的重要腺体。性激素包括睾丸分泌的雄性激素、卵巢分泌的雌激素和孕激素。雄性激素和雌激素具有促进生殖器官的发育、维持第二性征及性周期的功能。除此之外，性激素还具有多种非生殖系统的功能，比如雌激素还在乳腺发育、大脑、骨骼、代谢、皮肤以及泌尿系统中发挥重要作用。卵巢功能失调导致多种性激素（比如孕酮、睾酮、雌激素等）分泌功能失调。

3. 糖引发的炎症

糖是引发慢性炎症的罪魁祸首。糖一般会通过 4 种方式引起机体的炎症。①产生致炎症的化合物，比如，当蛋白质或脂肪与血液中的糖结合时，机体就会产生有害化合物，有害化合物太多会导致炎症。②产生的有害化合物作用于肠道，使得肠道渗透性增加，导致细菌和其他炎症颗粒更容易进入血液系统。③有害化合物以及其他炎症性食物会导致机体“坏”胆固醇升高，从而导致机体炎症产物 C 反应蛋白增加。④摄入过多的碳水化合物会增加体重，使身体脂肪过剩，从而导致胰岛素抵抗。

4. 压力引发的炎症

英国医学科学院院士、剑桥神经科学学会联合会主席爱德华·布尔莫尔于 2018 年出版了一本著作《发炎的大脑，一种治疗抑郁症的全新方法》，书中的一个主要观点为某些形式的精神疾病（特别是焦虑症和抑郁症）实际上是免疫系统疾病，炎症可能是导致抑郁症等精神障碍的具有因果关系的因素。心理压力可能是引发机体炎症的重要来源。如果你经常感到焦虑、抑郁、担忧、莫名恐惧、易怒等，表明你可能存在心理压力。

5. 消化系统的炎症

消化道是与外界连通的管道，是摄取、吸收和消化食物的器官，极其容易受到各种外源性刺激和伤害。消化系统显性炎症主要包括胃炎、阑尾炎、肝炎和胰腺炎等，隐性炎症有消化性溃疡。消化系统炎症有些共性的症状，也有各自特异性症状。

6. 过敏、哮喘和皮肤炎症

在讲过敏、哮喘和皮肤炎症之前，首先简要介绍一下变态反应。变态反应，又称超敏反应，指的是机体异常的、过高的免疫应答，即机体与抗原性物质在一定条件下相互作用，产生致敏淋巴细胞或特异性抗体，如与再次进入的抗原结合，可导致机体生理功能紊乱和组织损害的免疫病理反应。变态反应分为Ⅰ型（速发型）、Ⅱ型（细胞毒型）、Ⅲ型（免疫复合物型）和Ⅳ型（迟发型）变态反应。

过敏是Ⅰ型变态反应的主要代表，临床上将其大致分为过敏反应和过敏性疾病。过敏反应是机体对致敏原做出异常反应的全身综合征。过敏性疾病是过敏累及某特定器官及组织，导致了某种疾病的发生。常见的过敏性疾病有过敏性哮喘、过敏性鼻炎、花粉病、某些皮炎等。

哮喘指的是支气管哮喘，是以气道慢性炎症为特征的异质性疾病，是气道高反应性的表现。患者通常出现广泛而多变的可逆性呼气气流受限，导致反复发作的喘息、气促、胸闷和（或）咳嗽等症状，且强度随时间变化。哮喘多在夜间和（或）清晨发作、加剧，多数患者可自行缓解或经治疗缓解。支气管哮喘如诊治不及时，随病程的延长可产生气道不可逆性缩窄和气道重塑。

皮肤炎症是皮肤炎症性疾病的泛称，并不是一种独立的疾病。皮肤炎症可由多种因素引起，不同因素引起的皮炎类型不同，临床表现多样。

二、个性化饮食建议

1. 关节与肌肉炎症

如果经常受到关节与肌肉炎症方面的困扰，饮食方面的建议包括：①多补充一些富含胶原蛋白的食物，比如骨头汤，并在其中加入一些具有抗炎活性的葱属类食物；②多补充彩色蔬菜，颜色越深，所含有的具有抗炎属性的植物化学物质越多，比如花椰菜、卷心菜、洋葱等；③多补充含锌类食物，比如牡蛎、羊肉、草饲牛肉、南瓜子和芝麻等，锌有助于肌肉的生长和修复以及营养物质的吸收；④多补充含铜食物，比如牛油果、芝麻、南瓜子和腰果等，铜在胶原蛋白的合成过程中发挥重要作用；⑤多补充富含 ω-3 脂肪酸的食物，比如海产品（三文鱼和沙丁鱼等）、坚果（开心果、榛子、杏仁、松子等）以及植物油类（比如初级压榨橄榄油），具有减轻炎症、缓和疼痛的作用；⑥多补充酸樱桃、树莓、蓝莓、蔓越莓等富含花青素，具有抗炎抗氧化活性；⑦多补充可可含量高达70%的黑巧克力。

2. 激素与甲状腺炎症

机体如果出现激素平衡失调或者甲状腺炎症方面的疾病，饮食建议包括：①多补充富含 ω-3 脂肪酸的食物，比如海产品（三文鱼和沙丁鱼等）、坚果（开心果、榛子、杏仁、松子等）以及植物油类（比如初级压榨橄榄油、牛油果、橄榄油等），具有平衡激素的作用；②多补充优质蛋白质，确保每餐摄入足够数量的优质蛋白质，最好是动物性蛋白质（蛋类、鸡肉、鱼类）和植物性蛋白质（豆制品）；③多补充绿叶蔬菜和块茎类蔬菜（胡萝卜、甜菜根、小萝卜、红薯等），菠菜含铁丰富，有助于调节激素平衡，甘薯也有助于促进肝脏解毒和排毒。

3. 糖引发的炎症

解决糖引发的炎症，重点应放在稳定血糖方面，饮食建议如下：①食用GI和GL均较低的食物，GI低的食物食用后血糖升高的速度比较缓慢，对血管造成的压力小，GL较低的食物所含碳水化合物较低，如果同时考虑了该食物的降血糖效应，在稳定血糖方面的效果更好；②食用绿色奶昔（配方多样），一般是将胶原蛋白肽粉或者植物蛋白、蔬菜、杏仁奶或椰奶、牛油果以及其他食材（如肉桂、姜黄、柠檬汁、薄荷叶等）放在搅拌机中高速搅拌至均匀细腻即可食用；③食用无麸质食物，如将平常食用的米、面、面包、糕点等替换为扁豆类、杏仁粉或玉米粉类淀粉，将小麦替换为无麸质的藜麦等。

4. 压力引发的炎症

缓解压力引发的炎症，一般从蔬菜、水果和脂肪酸方面考虑：①补充猕猴桃、柑橘类、苹果、香蕉、柚子、黄瓜、胡萝卜等；②补充深绿色蔬菜；③补充富含 ω-3 脂肪酸的食物，比如牛油果、坚果、三文鱼等，有助于改善情绪。

5. 消化系统的炎症

引起消化道炎症的原因很多，不同的炎症来源从饮食角度考虑应该有所侧重，归纳如下：①食用有助于改善胃肠道功能的食物，生姜（茶）广泛用于治疗各种消化问题，且有助于减轻腹部胀气，自制泡菜、酸菜或腌制类食物、益生菌片等有助于调节肠道菌群，苹果原醋与鲜柠檬汁和少量肉桂混合能显著改善消化功能且具有排毒的双重功效，富含植物化学成分和高膳食纤维的彩色蔬菜（菠菜、卷心菜、羽衣甘蓝、芝麻菜等）或种子类食物（比如奇亚籽）也是改善胃肠道功能的首选或优选食物；②食用有助于缓解便秘的食物，水果（西梅、桃子、苹果、猕猴桃、柑橘类、橙子等）和蔬菜均有促进排便的作用；③食用有助于缓解腹泻的食物，主要是蔬菜和燕麦类食物；④食用有助于缓解腹胀的食物，可以制作含有蔬菜、水果、辣椒和胡椒粉等的酸辣汤。

6. 过敏、哮喘和皮肤炎症

有助于改善呼吸道炎症的食物主要包括：①蔬菜类，如白萝卜、冬瓜、白菜、莲藕等，这些蔬菜中含有丰富的维生素以及膳食纤维，且口味较清淡，不具有刺激性，能够补充营养，也不至于引起不适；②水果类，如雪梨、苹果、甘蔗、草莓等，这些水果的水分含量较充足，适当吃能够在一定程度上缓解咳嗽、咳痰等症状，而且此类食物还含有多种微量元素以及矿物质，对气管和肺也有一定的好处；③主食类的食物有米粥、百合银耳粥等，口味较清淡，不会对支气管及肺造成刺激，而且营养也较高，对身体健康有一定的好处。

有助于改善皮肤炎症的食物也是一些抗氧化性较强的食物，主要有：①蓝莓，含有丰富的维生素 C 和花青素，有很强的抗氧化功效；②绿茶，含有茶多酚，有很强的抗氧化功效，可以有效缓解身体发炎症状；③红薯，含有丰富的膳食纤维和维生素，可以帮助身体有效缓解炎症；④十字花科植物，含有丰富的维生素和矿物质，抗氧化能力比较强；⑤生姜，含有姜黄素等抗炎和抗氧化的物质，对身体健康很有益处；⑥苦瓜，含有酚类化合物，有很好的抗氧化能力，也是含有类胰岛素成分对稳定血糖很有帮助的食物；⑦三文鱼，含有的 ω-3 脂肪酸，有助于缓解皮肤炎症，帮助修复皮肤屏障；⑧橄榄油，含有的单不饱和脂肪酸可被身体用来产生抵御炎症的物质，有助于减少皮肤的炎症反应。

（傅诗焱）

第五节 膳食处方的编制

法国人注重食物的色，吃饭很讲究餐桌食物的摆设。美国人讲究营养，连喝水都有讲究。日本人更加有讲究，喜欢生吃，注重食物的原生态。中国人特别在意的是食物的味道。然而，从健康的角度，营养讲究的是平衡，即营养素的种类齐全，比例合适。

本节重点探讨膳食处方的编制原则及基本方法。

一、膳食处方编制原则

①控制每日摄入所有食物提供的总热量，以达到或维持理想体重或合理体重。②膳食要多样化，营养合理，力求做到平衡膳食，每天保证谷类与薯类、蔬菜与水果类、肉、禽、鱼、蛋、豆类、乳类以及油脂类的合理供给。③碳水化合物摄入适量，如果机体摄入碳水化合物过少，则会利用脂肪代谢供应能量，容易发生糖尿病性酮症酸中毒。饮食中的碳水化合物应占总能量的60%左右为宜。④限制脂肪摄入量，饮食中脂肪所供应能量应减到总能量的20%～30%。如果有高脂血症伴肥胖、动脉粥样硬化、冠心病，脂肪含量应在25%以下。脂肪摄入以含多不饱和脂肪酸和单不饱和脂肪酸的脂类为主，饱和脂肪酸控制在10%以下。⑤适量选择优质蛋白质，蛋白质供能可占总热能的10%～15%，优质蛋白质的供应要充足，每天摄入的蛋白质最好有1/3来自肉、蛋类，其余部分最好来源于优质的植物蛋白（大豆、藜麦等）。⑥尽量不食或减少单糖及双糖的食物，人体吸收单糖和双糖比吸收多糖（淀粉类）快，它们在肠道内不需要消化酶，可被直接吸收进血液，使血糖迅速升高，还会导致周围组织对胰岛素作用不敏感，从而加重糖尿病的病情，糖尿病患者应减少或限制单糖和双糖的摄入。⑦高膳食纤维食物摄入充足，膳食纤维可以在一定程度上缓解食物在胃肠道消化和吸收的速度，从而降低GI；可溶性膳食纤维还可以控制餐后血糖的升高，改善葡萄

糖耐量。⑧尽量摄入富含维生素、矿物质、抗氧化剂和植物化学元素等营养素丰富的食物。最好通过合理的食物搭配来达到补充营养成分的目的。⑨坚持少量多餐，定时、定量、定餐,有助于血糖的稳定。⑩适量多饮水，能够促进血液循环、增加代谢和消除酮体。⑪ 限制食盐摄入量，低盐饮食除了要限制食盐的摄入量，还应减少含盐食物的摄入，如酱油、黄酱、甜面酱、咸菜、咸肉、咸鱼、泡菜等。此外，含钠高的食物也应限制，如饼干、挂面、味精等。⑫ 减少酒精的摄入，长期饮酒可引起肝硬化、酒精性肝炎及多脏器损伤。

二、食物营养成分表

中国预防医学科学院修订的食物营养成分表，列出了每 100g 食物可食部分所含的水分、蛋白质、脂肪、碳水化合物、能量以及几种主要矿物质(钙、磷、铁)和维生素(维生素 A、维生素 B_1、维生素 B_2、维生素 C)等的含量。表 4-1 摘录了食物营养成分表的部分食物及营养成分供本章接下来的内容计算使用。无论是评价个体的膳食是否合理还是为个体提供膳食处方，该表都是基础。

表 4-1　主要食物营养成分表

(每 100g 食物所含的成分)

类别	食物名称	蛋白质(g)	脂肪(g)	碳水化合物(g)	能量(kcal)	钙(mg)	磷(mg)	铁(mg)
谷类	大米	7.5	0.5	79	351	10	100	1.0
	小米	9.7	1.7	77	362	21	240	4.7
	面粉	12.0	0.8	70	339	22	180	7.6
干豆类	黄大豆	39.2	17.4	25	413	320	570	5.9
	青豆	37.3	18.3	30	434	240	530	5.4
	黑豆	49.8	12.1	19	384	250	450	10.5
	赤小豆	20.7	0.5	58	318	67	305	5.2
	绿豆	22.1	0.8	59	332	34	222	9.7

续表

类别	食物名称	蛋白质（g）	脂肪（g）	碳水化合物（g）	能量（kcal）	钙（mg）	磷（mg）	铁（mg）
鲜豆类	青扁豆荚	3.0	0.2	6	38	132	77	0.9
	白扁豆荚	3.2	0.3	5	36	81	68	3.4
	四季豆	1.9	0.8	4	31	66	49	1.6
	豌豆	7.2	0.3	12	80	13	90	0.8
	菜豆角	2.4	0.2	4	27	53	63	1.0
豆类制品	黄豆芽	11.5	2.0	7	92	68	102	6.4
	豆腐浆	1.6	0.7	1	17	—	—	—
	北豆腐	9.2	1.2	6	72	110	110	3.6
	豆腐乳	14.6	5.7	5	30	167	200	12.0
	绿豆芽	3.2	0.1	4	30	23	51	0.9
根茎类	芋头	2.2	0.1	16	74	19	51	0.6
	胡萝卜	2.0	0.4	5	32	19	23	1.9
	白萝卜	0.6	—	6	26	49	34	0.5
	红薯	2.3	0.2	29	127	18	20	0.4
	藕	1.0	0.1	6	29	19	51	0.5
	土豆	1.9	0.7	28	126	11	59	0.9
	荸荠	1.5	0.1	21	91	5	68	0.5
叶菜类	菠菜	2.0	0.2	2	18	70	34	2.5
	韭菜	2.4	0.5	4	30	56	45	1.3
	苋菜	2.5	0.4	5	34	200	46	4.8
	油菜	2.0	0.1	4	25	140	52	3.4
	大白菜	1.4	0.3	3	19	33	42	0.4
	小白菜	1.1	0.1	2	13	86	27	1.2
	洋白菜	1.3	0.3	4	24	100	56	1.9
	香菜	2.0	0.3	7	39	170	49	5.6
	芹菜茎	2.2	0.3	2	20	160	61	8.5

续表

类别	食物名称	蛋白质（g）	脂肪（g）	碳水化合物（g）	能量（kcal）	钙（mg）	磷（mg）	铁（mg）
菌菇类	蘑菇（鲜）	2.9	0.2	3	25	8	66	1.3
	口蘑（干）	35.6	1.4	23	247	100	162	32.0
	香菇	13.0	1.8	54	384	124	415	25.3
	黑木耳	10.6	0.2	65	304	357	201	185.0
海菜类	海带	8.2	0.1	57	262	2250	—	150.0
	紫菜	24.5	0.9	31	230	330	440	32.0
茄瓜类	南瓜	0.8	—	3	15	27	22	0.2
	西葫芦	0.6	—	2	10	17	47	0.2
	瓠子	0.6	0.1	3	15	12	17	0.3
	丝瓜	1.5	0.1	5	27	28	45	0.8
	茄子	2.3	0.1	3	22	22	31	0.4
	冬瓜	0.4	—	2	10	19	12	0.3
	西瓜	1.2	—	4	21	6	10	0.2
	甜瓜	0.3	0.1	4	18	27	12	0.4
	菜瓜	0.9	—	2	12	24	11	0.2
	黄瓜	0.8	0.2	2	13	25	37	0.4
	西红柿	0.6	0.3	2	13	8	32	0.4
水果类	柿	0.7	0.1	11	48	10	19	0.2
	枣	1.2	0.2	24	103	41	23	0.5
	苹果	0.2	0.6	15	60	11	9	0.3
	香蕉	1.2	0.6	20	90	10	35	0.8
	梨	0.1	0.1	12	49	5	6	0.2
	杏	0.9	—	10	44	26	24	0.8
	李	0.5	0.2	9	40	17	20	0.5
	桃	0.8	0.1	7	32	8	20	1.0
	樱桃	1.2	0.3	8	40	6	31	5.9
	葡萄	0.2	—	10	41	4	15	0.6

续表

类别	食物名称	蛋白质（g）	脂肪（g）	碳水化合物（g）	能量（kcal）	钙（mg）	磷（mg）	铁（mg）
干果、硬果类	花生仁	26.5	44.8	20	589	71	399	2.0
	栗子	4.8	1.5	44	209	15	91	1.7
	杏仁	25.7	51	9	597	141	202	3.9
	菱角	3.6	0.5	24	115	9	49	0.7
	红枣	3.3	0.5	73	309	61	55	1.6
走兽类	牛肉	20.1	10.2	—	172	7	170	0.9
	牛肝	18.9	2.6	9	135	13	400	9
	羊肉	11.1	28.8	0.5	306	11	129	2
	羊肝	18.5	7.2	4	155	9	414	6.6
	猪肉	16.9	29.2	1.1	335	11	170	0.4
	猪肝	20.1	4.0	2.9	128	11	270	25
飞禽类	鸡肉	23.3	1.2	—	104	11	190	1.5
	鸭肉	16.5	7.5	0.1	134	11	145	4.1
爬虫类	田鸡	11.9	0.3	0.2	51	22	159	1.3
	甲鱼	16.5	1	1.5	81	107	135	1.4
蛋类	鸡蛋（全）	14.8	11.6	—	164	55	210	2.7
	鸭蛋（全）	13	14.7	0.5	186	71	210	3.2
	咸鸭蛋（全）	11.3	13.2	3.3	178	102	214	3.6
乳类	牛奶	3.1	3.5	4.6	62	120	90	0.1
	牛奶粉	25.6	26.7	35.6	48.5	900	—	0.8
	羊奶	3.8	4.1	4.6	71	140	—	0.7
蛤类	河蟹	1.4	5.9	7.4	139	129	145	13.0
	明虾	20.6	0.7	0.2	90	35	150	0.1
	青虾	16.4	1.3	0.1	78	99	205	0.3
	虾米	46.8	2	—	205	882	—	—
	田螺	10.7	1.2	3.8	69	357	191	19.8
	蛤蜊	10.8	1.6	4.8	77	37	82	14.2

续表

类别	食物名称	蛋白质（g）	脂肪（g）	碳水化合物（g）	能量（kcal）	钙（mg）	磷（mg）	铁（mg）
鱼类	鲫鱼	13	1.1	0.1	62	54	20.3	2.5
	鲤鱼	18.1	1.6	0.2	88	28	17.6	1.3
	鳝鱼	17.9	0.5	—	76	27	4.6	4.6
	带鱼	15.9	3.4	1.5	100	48	53	2.3
	黄花鱼	17.2	0.7	0.3	76	31	204	1.8
油脂类	猪油	—	99	—	891	—	—	—
	芝麻油	—	100	—	900	—	—	—
	花生油	—	100	—	900	—	—	—
	芝麻酱	20.0	52.9	15	616	870	530	58
	豆油	—	100	—	900	—	—	—

三、膳食处方编制的基本步骤

1. 计算能量和三大营养素需求量

食物营养素的计算公式：食物营养素含量=食物可食重量 × 食物营养成分表中对应营养素的含量 /100。能量的计算公式：能量（kcal）=食物中三大产能营养素的量 × 产能系数。

例如，一个 50 岁的中年女性，早餐吃了一碗粥（50g 大米）、一个蒸红薯（可食食材生重 100g）、一份四季豆（可食食材生重 250g）、一个煮鸡蛋（可食食材生重 28g），炒四季豆用了 8g 大豆油，试分析该个体早餐三大产能营养素的摄入量及总能量。

（1）粥提供的营养和能量如下。

蛋白质（g）=（50 × 7.5）/100 = 3.75（g）；蛋白质能量（kcal）= 3.75 × 4 = 15（kcal）

脂肪（g）=（50 × 0.5）/100 = 0.25（g）；脂肪能量（kcal）= 0.25 × 9 = 2.25（kcal）

碳水化合物（g）=（50 × 79）/100 = 39.5（g）；碳水化合物能量（kcal）=

$39.5 \times 4 = 158$（kcal）

（2）红薯提供的营养和能量如下。

蛋白质（g）=（100×2.3）/100 = 2.3（g）；蛋白质能量（kcal）= $2.3 \times 4 = 9.2$（kcal）

脂肪（g）=（100×0.2）/100 = 0.2（g）；脂肪能量（kcal）= $0.2 \times 9 = 1.8$（kcal）

碳水化合物（g）=（100×29）/100 = 29（g）；碳水化合物能量（kcal）= $29 \times 4 = 116$（kcal）

（3）四季豆提供的营养和能量如下。

蛋白质（g）=（250×1.9）/100 = 4.75（g）；蛋白质能量（kcal）= $4.75 \times 4 = 19$（kcal）

脂肪（g）=（250×0.8）/100 = 2（g）；脂肪能量（kcal）= $2 \times 9 = 18$（kcal）

碳水化合物（g）=（250×4）/100 = 10（g）；碳水化合物能量（kcal）= $10 \times 4 = 40$（kcal）

（4）煮鸡蛋提供的营养和能量如下。

蛋白质（g）=（28×14.8）/100 = 4.14（g）；蛋白质能量（kcal）= $4.14 \times 4 = 16.56$（kcal）

脂肪（g）=（28×11.6）/100 = 3.25（g）；脂肪能量（kcal）= $3.25 \times 9 = 29.25$（kcal）

碳水化合物（g）=（28×0）/100 = 0（g）；碳水化合物能量（kcal）= $0 \times 4 = 0$（kcal）

（5）食用油提供的营养和能量如下。

蛋白质（g）=（8×0）/100 = 0（g）；蛋白质能量（kcal）= $0 \times 4 = 0$（kcal）

脂肪（g）=（8×100）/100 = 8（g）；脂肪能量（kcal）= $8 \times 9 = 72$（kcal）

碳水化合物（g）=（8×0）/100 = 0（g）；碳水化合物能量（kcal）= $0 \times 4 = 0$（kcal）

（6）该个体摄入的三大营养素和能量总和如下。

蛋白质（g）= 14.94（g）；蛋白质能量（kcal）= $14.94 \times 4 = 59.76$（kcal）

脂肪（g）= 13.7（g）；脂肪能量（kcal）= $13.7 \times 9 = 123.3$（kcal）

碳水化合物（g）= 78.5（g）；碳水化合物能量（kcal）= $78.5 \times 4 = 314$（kcal）

即该中年妇女早餐蛋白质、脂肪和碳水化合物摄入量分别为14.94g、13.7g和78.5g，提供的总能量为497.06kcal，蛋白质、脂肪和碳水化合物占总能量的比分别为 12.02%、24.81% 和 63.17%。

2. 计算人体每日所需能量

人体每日所需能量的计算主要包括计算理想体重、确定肥胖度（体形）、计算能量需求指数。

步骤一：计算理想体重。

营养学中的理想体重，以增长寿命及促进健康为原则，临床上多采用身高（cm）－ 105 所得到的值，以 “kg” 作为单位。凡实际体重在标准（理想）体重 ×（1±10%）的范围内均属于正常，当实际体重超过标准体重 ×（1 ＋ 20%）时称为肥胖；低于标准体重 ×（1 － 20%）时称为消瘦。

举例：小刘身高 175cm，根据公式计算其标准体重（kg）＝身高（cm）－ 105 ＝ 70（kg）。则理想体重的范围为 [70×（1 － 10%）～ 70×（1 ＋ 10%）]（kg），即 63 ～ 77（kg）；理想体重 ×（1 ＋ 20%）＝ 84（kg）；理想体重 ×（1 － 20%）＝ 56（kg）。

如果小刘的实际体重在 63 ～ 77kg，属于正常；如果在 84kg 以上，属于肥胖；如果在 56kg 以下，属于消瘦。无论消瘦或肥胖对血糖的控制均不利。

步骤二：确定肥胖度（体形）。

BMI 常被用于判定体形或肥胖程度，其计算公式为 BMI ＝体重（kg）÷ 身高 ^{2}（m）。

根据中国成分体型分类标准，BMI ＜ 18.5 属于消瘦，18.5 ≤ BMI ＜ 24 属于正常，24 ≤ BMI ＜ 28 属于超重，28 ≤ BMI ＜ 30 属于轻度肥胖，30 ≤ BMI ＜ 35 属于中度肥胖，BMI ≥ 35 属于重度肥胖。

步骤三：计算能量需求指数。

能量需求指数需要结合体形和体力活动强度综合判断，见表 4–2。

体力活动强度根据工作时间中坐着、站立以及站立活动比例，分为轻体力活动、中体力活动以及重体力活动。中国营养学会在 2001 年对我国成年人活动水平做了界定：①若一个人工作时间中 75% 的时间是坐着或站立，25% 的时间是站着活动，属于“轻体力活动”，如办公室工作人员、售货员、酒店服务人员、实验室操作老师，这类人群活动量不算大；②在工作时间当中 25% 时间是坐着或站立，75% 时间是从事特殊职业活动，属于“中体力活动”，如学生日常活动、机动车驾驶、电工安装、车床操作、精工切割，都是中体力活动；③从事非机械化农业劳动，如炼钢、体育活动、装卸、采矿，这些劳动强度非常大，属于“重体力活动”。

表 4–2　不同体形和体力活动强度的能量需求指数

BMI	卧床	轻体力活动	中体力活动	重体力活动
消瘦	20 ～ 25	35	40	45 ～ 50
正常	15 ～ 25	25 ～ 30	35	40
超重 / 肥胖	15	20 ～ 25	30	35

3. 计算每日所需总能量

每日所需总能量＝理想体重 × 能量需求指数。比如某中年女性，理想体重50kg，正常体形，体力活动为“中体力活动”，则能量需求指数为 25 ～ 30，取中间水平值为 28，则该女性每日所需总能量为 50 × 28 ＝ 1400（kcal）。

4. 计算各营养素的需要量

表 4–3 为中国居民膳食指南推荐的普通膳食三大产能营养素的供给比例及能量系数。以上述中年女性为例。按每日所需能量 1400kcal 计算，则分别为蛋白质、脂肪和碳水化合物提供的能量份额如下。

蛋白质：1400（kcal）×（10% ～ 15%）＝ 140 ～ 210（kcal）

脂肪：1400（kcal）×（20% ～ 30%）＝ 280 ～ 420（kcal）

碳水化合物：1400（kcal）×（55% ～ 65%）＝ 770 ～ 910（kcal）

将上述三大产能营养素转换为所需要的营养素克数：

蛋白质：（140 ～ 210）（kcal）÷ 4 ＝ 35 ～ 52.5（g）

脂肪：（280 ～ 420）（kcal）÷ 9 ＝ 31.11 ～ 46.67（g）

碳水化合物：（770 ～ 910）（kcal）÷ 4 ＝ 192.5 ～ 227.5（g）

根据上述计算，可以粗略地估算该中年女性每日所需要的蛋白质为 35 ～ 52.5g，脂肪为 31.11 ～ 46.67g，碳水化合物为 192.5 ～ 227.5g。

表 4–3　三大产能营养素的供给比例

营养素	推荐供给比例	能量系数
碳水化合物	55% ～ 65%	4
脂肪	20% ～ 30%	9
蛋白质	10% ～ 15%	4

5. 计算一日三餐的能量分配

一般人群每日的能量分配为五餐制或三餐制，五餐制的能量分配一般为 1/5、1/5、1/5、1/5、1/5。如为三餐制，则每天的供给能量分配为 1/5、2/5、2/5 或 1/3、1/3、1/3。少食多餐对控制血糖非常有好处，每餐之间的间隔时间较短，则不容易出现低血糖的现象。

（蔡永江　姚琦崴）

参考文献

[1] BREMNER J D, MOAZZAMI K, WITTBRODT M T, et al.Diet, stress and mental health[J].Nutrients,2020,12(8):2428.

[2] BELTRAMO E, MAZZEO A, PORTA M.Thiamine and diabetes: back to the future?[J].Acta Diabetologica,2021,58(11):1–7.

[3] BOLLA A M, CARETTO A, LAURENZI A,et al.Low–carb and ketogenic diets in type 1 and type 2 diabetes[J].Nutrients,2019,11(5):962.

[4] KATSI V, PAPAKONSTANTINOU I P, SOULAIDOPOULOS S,et al.Chrononutrition in cardiometabolic health[J].Journal of Clinical Medicine,2022,11(2):296.

[5] BARREA L, FRIAS–TORAL E, APRANO S,et al.The clock diet: a practical nutritional guide to manage obesity through chrononutrition[J].Minerva–medica,2022,113(1):172–188.

[6] CHONG I W, LIN S R, HWANG, et al.Expression and regulation of macrophage inflammatory protein–2 gene by vanadium in mouse macrophages[J].Inflammation, 2000,24(2):127–139.

[7] CHMIEL I.Ketogenic diet in therapy of bipolar affective disorder – case report and literature review[J].Psychiatria Polska,2022,56(6):1345–1363.

[8] D' INNOCENZO S, BIAGI C, LANARI M.Obesity and the mediterranean diet: a review of evidence of the role and sustainability of the mediterranean diet[J]. Nutrients,2019,11(6):1306.

[9] GUASCH–FERRÉ M, WILLETT W C.The Mediterranean diet and health: a comprehensive overview[J].Journal of Internal Medicine,2021,290(3):549–566.

[10] GARDNER C D, LANDRY M J, PERELMAN D,et al.Effect of a ketogenic diet versus Mediterranean diet on glycated hemoglobin in individuals with prediabetes and type 2 diabetes mellitus: The interventional Keto–Med randomized crossover trial[J].The American Journal of Clinical Nutrition,2022,116(6):1904.

[11] GUBATAN J, KULKARNI C V, TALAMANTES S M,et al.Dietary exposures

and interventions in inflammatory bowel disease: current evidence and Emerging concepts[J].Nutrients,2023,15(3):579.

[12] HORNING K J, CAITO S W, TIPPS K G,et al.Manganese is essential for neuronal health[J].Annual Review of Nutrition,2015,35(1):71–108.

[13] HENRY C J, KAUR B, QUEK R Y C.Chrononutrition in the management of diabetes[J].Nutrition & Diabetes,2020,10(1):6.

[14] BRYAN K ,ALLONNA H ,ROBBIN G.Principles of plasticity in the developing brain[J].Developmental Medicine and Child Neurology,2017,59(12):1218–1223.

[15] LYONS K E, RYAN C A, DEMPSEY E M,et al.Breast milk, a source of beneficial microbes and associated benefits for infant health[J].Nutrients,2020,12(4):1039.

[16] MASCOLO E, VERNÌ F.Vitamin B_6 and diabetes: relationship and molecular mechanisms[J].International Journal of Molecular Sciences,2020,21(10):3669.

[17] MUSCOGIURI G, VERDE L, SULU C,et al.Mediterranean diet and obesity–related disorders: what is the evidence?[J].Current Obesity Reports,2022,11(4):287–304.

[18] MIRABELLI M, CHIEFARI E, ARCIDIACONO B,et al.Mediterranean diet nutrients to turn the tide against insulin resistance and related diseases[J]. Nutrients,2020,12(4):1066.

[19] MENTELLA M C, SCALDAFERRI F, RICCI C, et al.Cancer and mediterranean diet: a review[J].Nutrients,2019,11(9):2059.

[20] MCGRATTAN A M, MCGUINNESS B, MCKINLEY M C, et al.Diet and inflammation in cognitive ageing and alzheimer's disease[J].Current Nutrition Reports,2019,8(2):53–65.

[21] PAOLI A, MANCIN L, GIACONA M C,et al.Effects of a ketogenic diet in overweight women with polycystic ovary syndrome.[J].Journal of Translational Medicine,2020,18(1):104.

[22] PHILLIPS M C L, DEPREZ L M, MORTIMER G M N,et al.Randomized crossover trial of a modified ketogenic diet in Alzheimer’ s disease[J].Alzheimer’ s Research & Therapy,2021,13(1):51.

[23] EMILIA P,CHRISTINA O,GEORGE N, et al.Effects of diet, lifestyle, chrononutrition and alternative dietary interventions on postprandial glycemia and insulin resistance[J].Nutrients,2022,14(4):823.

[24] SIMES C D,VIEGAS B S C,ARAÚJO N, et al.Vitamin K as a diet supplement with impact in human health: current evidence in age-related diseases[J]. Nutrients,2020,12(1):138.

[25] SARAGA M, MISSON N, CATTANI E.Ketogenic diet in bipolar disorder[J].Bipolar Disorders,2020,22(7):765.

[26] SONG Y, LOBENE A J, WANG Y, et al.The DASH diet and cardiometabolic health and chronic kidney disease: a narrative review of the evidence in east asian countries[J].Nutrients,2021,13(3):984.

[27] THAKUR K, TOMAR S K, SINGH A K, et al.Riboflavin and health: A review of recent human research.[J].Critical Reviews in Food Science and Nutrition, 2017,57(17):3650–3660.

[28] TSUGANE S.Why has Japan become the world' s most long-lived country: insights from a food and nutrition perspective[J].European Journal of Clinical Nutrition,2020,75(6):921–928.

[29] VLASSCHAERT C, GOSS C J, PILKEY N G, et al.Vitamin K supplementation for the prevention of cardiovascular disease: where is the evidence? A systematic review of controlled trials[J].Nutrients,2020,12(10):2909.

[30] VANITA R. ARODA, SHARON L,et al.Long-term metformin use and Vitamin B_{12} deficiency in the diabetes prevention program outcomes study[J].The Journal of Clinical Endocrinology and Metabolism,2016,101(4):1754–1761.

[31] WANG Z, SHEN X H, FENG W M, et al.Mast cell specific immunological biomarkers and metabolic syndrome among middle-aged and older Chinese adults[J].Endocrine Journal,2017,64(3):245–253.

[32] WANG Z, ZHANG H, SHEN X H, et al.Immunoglobulin E and mast cell proteases are potential risk factors of impaired fasting glucose and impaired glucose tolerance in humans[J].Annals of Medicine,2013,45(3):220–229.

[33] ZHAO J L, JIANG W T, WANG X, et al.Exercise, brain plasticity, and depression[J].CNS Neuroscience & Therapeutics,2020,26(9):885–895.

[34] 王珍，沈旭慧．糖尿病生活方式干预手册 [M]. 杭州：浙江科学技术出版社，2015.

[35] 中国营养学会．中国居民膳食指南 [M]. 北京：人民卫生出版社，2022.

[36] 维他 . 循证抗炎饮食 [M]. 上海 : 上海科学技术文献出版社 ,2023.
[37] 冯书晓 , 王志伦 . 硒与癌症 [M]. 北京 : 化学工业出版社 ,2020.
[38] 杨铭 , 韩峰 . 硒与健康新视觉 [M]. 北京 : 北京大学医学出版社 ,2018.
[39] 姚云 , 吴萍 , 陈莹 , 等 .B 族维生素水平与 2 型糖尿病患者肾病进展的关系 [J]. 同济大学学报 (医学版),2018,39(5).66-70.
[40] 牛惠 , 李增焕 , 戴利成 , 等 . 超敏 C- 反应蛋白与心血管危险因素的交互作用与 2 型糖尿病的关系 [J]. 中国老年学杂志 ,2016,36(10):2367-2370.
[41] 杨舒尧 , 王珍 , 沈旭慧 , 等 . 农村社区老年糖尿病与非糖尿病人群冠心病风险比较 [J]. 中国老年学杂志 ,2016,36(7):1601-1603.
[42] 应金奕 , 沈旭慧 , 王珍 . 成年人隐匿性自身免疫性糖尿病及其机制研究进展 [J]. 现代免疫学 ,2015,35(4):345-347.
[43] 田润 , 王丹 , 邱蔚 , 等 . 糜酶与传统心血管危险因素的交互作用及其与糖尿病的相关性研究 [J]. 中国糖尿病杂志 ,2015,23(3):207-210.
[44] 王巧玲 , 沈旭慧 , 姚行 , 等 . 糜酶和传统心血管危险因素的交互作用与糖尿病前期关系的研究 [J]. 中国全科医学 ,2013,16(41):4140-4143.
[45] 王春晓 , 沈旭慧 , 王珍 . 维生素 D 与 2 型糖尿病的关系 [J]. 生理科学进展 ,2015,(2):121-125.
[46] 孙国燕 , 叶翎 , 孙玉瑶 , 等 . 锻炼免疫学方法研究 [J]. 现代免疫学 ,2014,(2):174-176.
[47] 陆诗梵 , 张健 , 陈怡君 , 等 . 心理学干预对 2 型糖尿病控制不良者疾病观念的影响 [J]. 中国老年学杂志 ,2014,35(6):1658-1660.
[48] 聂英芳 , 陆诗梵 , 张红 , 等 . 糖尿病控制不良患者健康相关行为的分析及干预对策 [J]. 解放军护理杂志 ,2012,29(17):5-9.
[49] 王珍 , 张红 , 沈旭慧 , 等 . 湖州城市社区中老年糖尿病前期和隐匿性糖尿病患病情况估计 [J]. 中国卫生统计 ,2012,29(4):594-596.
[50] 王珍 , 张红 , 沈旭慧 , 等 . 糖尿病前期与糖尿病相关因素的研究 [J]. 中国糖尿病杂志 ,2012,20(6):421-423.
[51] 王珍 , 张红 , 沈旭慧 , 等 . 心血管病传统危险因素与糖尿病及其前期关系 [J]. 中国公共卫生 ,2012,28(6):759-762.
[52] 张红 , 王珍 , 沈旭慧 , 等 . 胰岛素抵抗及 β – 细胞敏感性与糖代谢异常的关系 [J]. 中国慢性病预防与控制 ,2012,20(3):284-286.

[53] 沈旭慧,王珍,张红,等.城市社区中老年女性慢性病患病情况分析[J].中国老年学杂志,2012,32(3):583-584.

[54] 戚蓓,王珍,徐春茹,等.湖州城区中老年高血压患病状况与生活方式干预调查[J].中国老年学杂志,2010,30(19):2813-2814.

[55] 王珍,沈旭慧,张红,等.城市老年女性高血压及相关疾病家族史调查研究[J].中国全科医学,2010,13(17):1882-1883.

[56] 朱烨,王珍,张红,等.城市中老年女性高血压患病及社区资源利用分析[J].中国民族民间医药,2010,19(11):89-90.

[57] 王珍,张红,沈旭慧,等.运用慢性病管理模式在社区开展糖尿病前期健康教育的体会[J].国际老年医学杂志,2010,31(2):55-58.

[58] 龚燕青,王珍,杨妍妍,等.国外老年人常见慢性病自我管理有效性的循证依据[J].国际老年医学杂志,2010,31(1):41-43.

[59] 张红,沈旭慧,王珍,等.空腹血糖与OGTT 2小时血糖在糖尿病前期诊断方面的比较研究[J].中国糖尿病杂志,2009,17(11):840-841.

[60] 叶国芬,王珍,聂英芳,等.社区中老年居民高血压患病及社区卫生资源利用状况[J].中国慢性病预防与控制,2009,17(1):95-96.

[61] 王珍,沈旭慧,沈国丰,等.医学生社会共情能力的测定与分析[J].中国高等医学教育,2010,(7):19-20.

[62] 王珍,沈旭慧,沈国丰,等.医学生情绪认知能力的测定与比较[J].校园心理,2010,8 (2):75-76.